En el canal oficial de MetabolismoTV de Frank Suárez
encontrarás más de 2,000 videos educativos
sobre el metabolismo y el bienestar general.
Te esperamos en

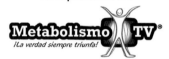

Para información adicional
y recibir guías sobre temas del metabolismo,
recetas y más, llena la siguiente forma

FRANK SUÁREZ

¡DESPIERTA TU METABOLISMO!

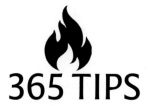

365 TIPS
para restaurar, mejorar y apoyar el metabolismo

Advertencia:

Este libro, *¡Despierta tu Metabolismo! 365 Tips para Restaurar, Mejorar y Apoyar el Metabolismo*, ha sido escrito solamente como una fuente de información. La información contenida en este libro nunca debe considerarse como información sustituta de las recomendaciones de su profesional de la salud o médico cualificado. Siempre debe consultar con su médico antes de empezar cualquier régimen de dieta, ejercicio u otro programa relacionado a la salud. El autor, Frank Suárez, es alguien que logró vencer su propia obesidad, no es un médico, dietista, ni nutricionista; es un especialista en obesidad y metabolismo por su propio mérito.

La información que provee este libro está basada en las recomendaciones que a través de más de veinte años han resultado exitosas para las personas que buscaban su ayuda para bajar de peso y recuperar el metabolismo. Hemos hecho esfuerzos razonables para que toda la información aquí descrita sea veraz. La gran mayoría de la información aquí contenida está basada en las experiencias adquiridas trabajando con miles de personas en el sistema NaturalSlim (www.NaturalSlim.com). Se le advierte que nunca se deben descontinuar o alterar las dosis de los medicamentos recetados, ni cambiar su régimen nutricional, ni utilizar suplementos naturales sin que antes haya consultado con su médico.

¡Despierta tu Metabolismo!
365 Tips para Restaurar, Mejorar y Apoyar el Metabolismo
© Copyright 2024, Todos los Derechos Reservados del manuscrito y portada por Frank Suárez y MTC, Corp.

Metabolic Press LLC & MTC, Corp.
262 Avenida Jesús T. Piñero, San Juan, Puerto Rico, 00918-4004

Diseño e ilustración de portada: Nicole Suárez de Mora
Colaboradores: Lydiette Bonilla, Maricarmen Santiago, María Victoria Castro, Lcda. Tamara Rivera
Edición, corrección y revisión: Xiomara Acobes-Lozada
Impresión: Panamericana Formas e Impresos SA
Impreso en Colombia / Printed in Colombia
Primera edición: julio, 2024
ISBN: 978-1-7321965-6-8

Quedan rigurosamente prohibidas, sin la autorización escrita del autor, bajo las sanciones establecidas en las leyes, la reproducción parcial o total de esta obra por cualquier medio o procedimiento, comprendidos la reprografía y el tratamiento informático.

Marcas de fábrica: Todas las marcas de fábrica de productos o alimentos mencionados en este libro, si alguno, son propiedad de sus respectivos dueños. Las marcas NaturalSlim®, RelaxSlim®, MetabolismoTV®, Unimetab®, Dieta 3x1®, Dieta 2x1®, Dieta AA™, Alimentos Tipo-A™, Alimentos Tipo-E™, Despierta tu Metabolismo®, La Verdad Siempre Triunfa® y otras de productos o servicios explicados en este libro son propiedad de Metabolic Technology Center, Corp. y Frank Suárez.

Para acceder a más de 2,000 videos del especialista Frank Suárez, visita nuestro canal en YouTube

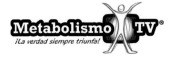

Para expandir tus conocimientos sobre el metabolismo, llevado de la mano por el especialista Frank Suárez, puedes tomar sus cursos completos en

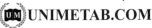

Dedicamos esta compilación a todas las personas alrededor del mundo que han apoyado y hecho posible que el legado de nuestro querido especialista Frank Suárez continúe. Es un verdadero honor seguir con el sueño que Frank ideó: proveer conocimiento y ayuda que dé resultados con la verdad acerca del metabolismo y la salud.

Frank, tu invaluable ayuda continuará llegando a cada rincón del mundo.

Porque *¡la verdad siempre triunfa!*

Con amor, Familia Suárez y Staff

Tabla de Contenido

Decide tu Propósito 19
Toma Jugos Verdes 20
Haz Conexión a Tierra 21
Toma Terapias de Infrarrojo Cercano 22
Toma el Sol 23
Hazte un Ajuste Quiropráctico 24
Reduce el T.A.M.AÑO de tu Barriga 25
Toma Agua 26
Crea tu Agua Solarizada 27
Date un baño de bosque 28
Come Chile Picante 29
Toma Agüita con Limón 30
Toma Caldito de Pollo 31
Haz Respiraciones Profundas 32
Ayuda para las Várices 33
Evita este Ingrediente Estimulante 34
Ayuda para la Inflamación 35
Sobre el Hongo Candida Albicans 36
Ayuda a tu Intestino 37
Identifica tu Tipo de Sistema Nervioso Predominante . 38
Evita los Aceites Poliinsaturados 39
Brinca en el Trampolín 40
Haz Ejercicio 41
Consume Almidones Resistentes 42
Baño con Sales 43
Baños Calientes 44
Limpieza de Hígado 45
Después de la Limpieza de Hígado 46
Ve a la Playa y Date un Baño de Mar 47
Implementa el Ayuno Intermitente 48
Prepara tu Cuerpo para el Ayuno Intermitente 49
Toma Vitaminas Potentes 50
Toma Niacina Verdadera 51
Evita una Diabetes Gestacional 52
Come Sardinas 53
Toma Aceite de Coco y Mejora la Memoria 54
Consume más Jengibre 55
Suplementa con Ajo 56

Haz tus Jugos verdes con Cilantro 57
Retrasa el Envejecimiento Prematuro 58
Ayúdate en tu Proceso de Adelgazar con un Ejercicio
Divertido 59
Abraza un Árbol 60
Duerme a Oscuras 61
Usa Tapones de Oídos 62
Evita la Luz Azul 63
Apaga el Wifi 64
Aumenta tu Expectativa de Vida 65
Reduce la Cantidad de Carbohidratos Refinados 66
Hora Correcta para Tomar Jugos de Vegetales 67
Mantén un Sueño Reparador 68
Lee un Buen Libro 69
Inflamación de la Próstata 70
Duerme a la Hora Correcta 71
Dime Cómo Duermes y te Diré Quién Eres 72
Enemas de Café 73
Hidroterapia del Colon 74
Come Batata 75
Adiós a la Tos Seca Persistente 76
Encuentra y Elimina tus Alimentos Agresores 77
Haz Trampa de Forma Inteligente 78
Báñate con Agua Fría 79
Usa Aceite de Coco para tus Dientes 80
Ayuda para tus Dientes 81
Escoge la Pasta Dental Correcta 82
Toma Caldo de Huesos 83
Usa Probióticos 84
Toma Kéfir 85
Ayuda para las Lombrices Intestinales 86
Consume más Fibra 87
Escoge el Chocolate Correcto 88
Toma Vinagre 89
Combate la Acidez 90
Come Nuez de Brasil 91
Usa Cúrcuma 92
Añade Aceite de Oliva a tus Comidas 93
Fríe con los Aceites Correctos 94
Come Aguacate 95
Dos Recomendaciones Sobre el Aceite de Oliva 96
Consume Aceite de Lino 97

Añade Chía a tus Comidas	98
Tómate la Temperatura	99
Escoge el Aceite de Aguacate Correcto	100
Fíjate la Meta Correcta	101
Multiplica tu Energía	102
Combate el Alzheimer con Aceite de Coco	103
Cambia tus Amalgamas por Resina	104
Ayuda para Dormir sin Levantarte a Orinar	105
Conoce la Composición Corporal de tu Cuerpo	106
Mide tu Cintura	107
Toma Agua sin Sabor	108
El Omega-3 y la Testosterona	109
La Deshidratación y la Sexualidad del Hombre	110
La Deshidratación y la Sexualidad de las Mujeres	111
Cómo Tomar Alcohol sin Afectar tu Sexualidad	112
Evita la Margarina	113
Rompiendo Mitos Sobre las Vitaminas	114
Aumenta el Óxido Nítrico y el Desempeño Sexual Masculino	115
Elimina los Refrescos	116
Disfruta de los Jugos Correctamente	117
Aumenta el Consumo de Vegetales	118
Metabolismo al Máximo	119
Monitorea tus Niveles de pH	120
Mineral Esencial para la Vida	121
Absorbe el Calcio	122
Aumenta la Comunicación en la Pareja	123
Cambio de Rutina con tu Pareja	124
Disfruta una Copita de Vino	125
Deja de Contar Calorías	126
"Foreplay"[1]	127
Aceite de Coco para Blanquear los Dientes	128
Evita la Soya	129
Toma Té Verde	130
Controla tus Antojos: Día Preparatorio	131
Controla tus Antojos: Retiro Total	132
Come el Huevo Completo	133
Cómo Consumir Bebidas Alcohólicas	134
Evita el Jarabe de Maíz de Alta Fructosa	135
Protege y Cura tu Piel de Quemaduras	136
Bebida Deportiva Perfecta	137
Suplementa con Zinc	138

El Ejercicio y la Sexualidad	139
Puedes Comer Huevo Todos los Días	140
Usa Mantequilla	141
Baño de Agua de Mar	142
Evita el Aspartame	143
El Cuarteto Mortal	144
No Comprometas tus Vacaciones	145
Escoge el Mejor Café	146
Adelgaza Cambiando tu Forma de Pensar	147
Rompe la Resistencia al Agua	148
Moderación con el Queso	149
Cuidado con las Purinas	150
Elimina el Estrés Nutricional	151
Lacta y Reduce la Cintura	152
Mide tu Calidad de Vida	153
Aprende a Identificar un Huevo Fresco	154
Incompatibilidad de Alimentos	155
Solución al Dolor de Espalda Baja	156
Evita las Hemorroides	157
Soluciones para la Joroba	158
Combate la Artritis	159
Evita las Canas	160
Pon Música para Dormir	161
Bajando los Niveles de Insulina	162
Reduciendo el Vello Facial en la Mujer	163
Balancea tus Minerales	164
Logra Quedar Embarazada	165
Elimina la Grasa en Lugares Extraños	167
Rejuvenece tu Piel	168
Ten Dulces Sueños	169
Jarabe Natural para la Tos	170
Remedio Natural para la Fiebre	171
Vencer las Alergias	172
Ejercicio que Combate las Alergias a Alimentos	173
Desintoxícate Según tu Sistema Nervioso	174
Date un Masaje	175
Escoge la Miel Correcta	176
Escoge Alimentos Orgánicos	177
Repara el Daño de los Antibióticos	178
Escoge el Café Descafeinado Correcto	179
Combate la Anemia	180
Toma Agua Carbonatada	181

Haz Ejercicios de Intervalos	182
Evita los Calambres	183
Escoge Bien tus Productos de Belleza	184
Toma el Magnesio a la Hora Correcta	185
Escoge el Mejor Magnesio	186
Cambia tu Estilo de Vida	187
Toma Agua	188
Escoge Bien tu Lápiz Labial	189
Escoge el Desodorante Correcto	190
Evita los Labios Resecos	191
Duerme Bien y Adelgaza	192
Monitorea tu Glucosa en Ayunas	193
Evita los Altos Niveles de Glucosa	194
Aprendiendo a Tomar Agua	195
Entiende el Mensaje de tu Orina	196
Evita el Mal Aliento	197
No te Dejes Atrapar	198
Prepara tu Propio Pan	199
Consume Maca	201
¡A Sudar!	202
Hazte una Prueba de Laboratorio de Seguimiento	203
Practica la Aromaterapia	204
Suplemento para la Resistencia a la Insulina	205
Suplementa tu Cuerpo con Vitamina-B2	206
Evita Mezclar con la Toronja	207
No Estés Fatigado	208
Consume Vitamina-E	209
No Maltrates tu Hígado	210
Reduce los Triglicéridos	211
Reduce la Fructosa	212
Dile Sí al Apio	213
Mejor Tómalos	214
Cura de Aceite y Queso	215
Edúcate Sobre el Ayuno Intermitente	216
Considera Dejar de Fumar	217
Las Meriendas No Hacen Falta	218
Cuidado con la Competencia entre Sustancias	219
Nutre tu Tiroides	220
Adiós Tinnitus	221
Toma el Mate de Forma Correcta	222
Utiliza la Dieta 3x1	223
Dile No a las Manchas	224

Ayuda para la Gota	225
Aumenta la Flexibilidad de la Piel	226
Escoge la Gelatina Correcta	227
Suplementa con CoQ10	228
Usa Azúcar Granulada en las Heridas	229
Suplementa con GABA	230
Utiliza Mantequilla Ghee	231
Consume Algas	232
Antes de Hacer la Limpieza del Hongo Candida Albicans	233
Limpia las Paredes de tu Cuarto	234
No Uses Envases de Plástico	235
Consume Canela	236
Añadéle Comino	237
Utiliza el Extractor	238
Tómate el Pulso	239
Usa un Deshumidificador	241
Combina con Pimienta Negra	242
Conoce tus Enemigos	243
No te Duermas	244
Añade Mostaza	245
Saca los Ácidos de un Refresco	246
Evita Usar el Microondas	247
Usa la Sartén Correcta	248
Conoce tu Supermercado	249
Evita la Cerveza	250
Conviértete en Mini Frank	251
Cuidado con la Gran Mentira	252
Benefíciate de los Antioxidantes	253
¡Échale Cayena!	254
Dieta de Alimentos Amigos	255
No Pases Hambre	256
Suplementa con NAC	257
Escoge la Hora Correcta para Ejercitarte	258
Verifica si tu Corazón Tolera Estrés	259
Haz Ejercicio en Ayunas	260
Aumenta tu Masa Muscular	261
No los Elimines por Completo	262
Evita la Leche de Vaca	263
Observa la Forma de tu Cuerpo	264
Escoge la Vitamina-C Correcta	265
Come Hummus	266

Prueba la Leche de Cabra	267
Calcula tu Índice Aterogénico	268
No los Congeles	269
Prueba la Calidad de tus Probióticos	270
Protege tu Piel	271
Detén la Caída del Cabello	272
No lo Pierdas de Vista	273
Evita el Cigarrillo Electrónico	274
Reinicia tu Reloj Interno	275
Escoge la Sal Correcta	276
Conoce los Vegetales Sombra	277
Mantén el Flujo de Energía	278
Crea un Balance	279
Lava la Ropa Antes	280
Sospecha del Perfume	281
Detecta tus Alergias	282
Presiona y Relájate	283
Disfruta de una Taza de Té	284
Selecciona Correctamente tu Leche	285
Toma el Súper Batido Quema Grasa	286
Produce la Hormona de la Juventud	287
Haz Esto Antes de Hacer Ejercicio	288
Conoce las Frutas que Adelgazan	289
Aprende a Leer las Etiquetas	290
Controla el Hambre	291
Monitorea tus Niveles de Glucosa	292
Cuidado con el Maíz	293
Descubre tus Alimentos Libres	294
Lleva un Registro de tu Glucosa	295
Hidrátate y Controla el Hambre	296
Consume Carne Alimentada con Pasto	297
Sube el Colesterol	298
No es la Tiroides, es el Hígado	299
Controla los Antojos con Limón	300
Alivia el Dolor en las Piernas	301
Consume Alimentos Ricos en Azufre	302
Carga tu Cuerpo y Evita los Coágulos	303
Reduce el Dolor por la Fibromialgia	304
Combate el Asma	305
Conoce Cuánto Oxígeno Tienes	306
Ayuda para la Epilepsia	307
Cuídate de lo Integral	308

Atajo para Conocer tu Tipo de Sistema Nervioso	309
Procura Ir al Baño Todos los Días	310
Modera la Ingesta de Maní	311
Atún, ¿en Agua o Aceite?	312
Come el Pescado Correcto	313
Un Gustito de Avellanas y Chocolate	314
Tómalas Diariamente	315
Evita un Brote de Herpes	316
Modera las Carnes Rojas	317
Cena Liviano	318
Querer es Poder	319
Cuidado con la Avena	320
Tres Comidas son Suficientes	321
Adelántate al Estrés	322
No te Dejes Engañar	323
Evita las Peores Frutas	324
Disfruta de un Postre Amigo	325
Ayuda para la Caspa	326
Deja que tu Piel Toque la Luz	327
Sal Afuera y Observa	328
Hazte un Laboratorio en Ayunas	329
Ayuno Intermitente en Mujeres	330
Toma los Jugos Según tu Sistema Nervioso	331
El Ritmo de tu Corazón	332
Elimina los Parásitos	333
No Ronques Como un León	334
Alivio para el Pie de Atleta	335
Evita las Pesadillas	336
Supera el Alcoholismo	337
Acondiciona tu Cabello	338
La Risa Que Da Vida	339
Cambio de Vida Sin Problemas	340
Adelgaza en las Vacaciones	341
Suplementa con Ginseng	342
Mejora el Sueño con Tres Ayudas	343
Aplica la regla del 90/10	344
Utiliza Limón para la Acidez	345
Escoge la Mejor Proteína	346
Combate el Acné	347
Cuida Tus Mascotas	348
Cuida Tu Tiroides	349
Balance para las Hormonas Femeninas	350

- Comienza en el Gradiente Adecuado 351
- Bebidas que No Rompen un Ayuno 352
- Prepara tu Hígado para el Ayuno 353
- Toma la Cantidad Correcta de Potasio 354
- El Dúo Dinámico 355
- Reactiva tus Receptores de Insulina 356
- Renueva tu Cuerpo 357
- Toma Aceite de Coco 358
- Asegúrate de Digerir Bien 359
- Aumenta el Ácido para Reducir la Acidez 360
- No le Tengas Miedo al Potasio 361
- Crea tu Propia Crema Batida 362
- Usa los Aceites Esenciales Correctamente 363
- Remedio Natural para el ADHD 364
- Adáptate en Tres Días 365
- Reduce la Resequedad en los Ojos 366
- Busca un Aliado 367
- Protégete de la Frecuencia Azul 368
- No Se Te Ocurra Competir 369
- Come Lento 370
- Mastica y Recuerda 371
- Toma Agua a la Temperatura Correcta 372
- Mide Cuán Inteligente Eres 373
- Haz una Diálisis Percutánea 374
- Trucos para la Resaca o Cruda 375
- Adopta una Mascota 376
- Localiza tus Intolerancias 377
- Evita el Gluten 378
- Varía tus Alimentos 379
- Rompe con la Monotonía 380
- Recupera el Pulso 381
- Aliméntate para Crear Músculos 382
- Prueba los Adaptógenos 383
- Usa Yodo para tus Heridas 384
- Apoya la Salud de tu Corazón 385
- Escoge el Sostén Correcto 386

Decide tu Propósito

Haz una lista de todos los intentos que hayas hecho en el pasado para lograr bajar de peso. Localiza en tu mente y escribe cuál era el propósito básico detrás de todos estos esfuerzos, o sea, lo que querías lograr. Una vez localizado el verdadero propósito y estés convencido, pregúntate si todavía eso es algo que deseas lograr. Si la contestación es sí, habrás rehabilitado tu propósito. Si tu contestación es no, dedícale un rato a continuar buscándolo. Sólo un propósito claro es la clave para lograr con éxito tus metas.

---

[1] *Libro: El Poder del Metabolismo - Capítulo: La mente lo controla todo • Episodio #2018 de MetabolismoTV - Evita la frustración*

Toma Jugos Verdes

Los jugos de vegetales verdes extraídos al momento optimizan tu metabolismo. Éstos contienen potasio y magnesio biodisponibles (de fácil absorción por las células del cuerpo) que contribuyen a reducir los ácidos del cuerpo y tranquilizar el sistema nervioso.

Toma dos vasos de 8 onzas (250 ml) al día.

---

[2] *Episodio #210 de MetabolismoTV - Jugos de vegetales*

Haz Conexión a Tierra

Hacer conexión a tierra o *grounding* es la práctica de ayudar a fluir la carga eléctrica que pudiera estar acumulada en el sistema nervioso de nuestro cuerpo, hacia fuera de éste, haciendo contacto directo con la tierra.

Se recomienda hacer conexión a tierra diariamente por unos 15 a 20 minutos, caminando con los pies descalzos por la grama, tierra o arena.

---

[3] *Episodio #951 de MetabolismoTV - Conexión a tierra*

Toma Terapias de Infrarrojo Cercano

Utiliza alguna forma de tratamientos de rayos infrarrojos, una o dos veces por semana. Notarás que se contribuye a mejorar la circulación. Al aumentar la circulación, aumenta la oxigenación y el metabolismo. También pudiera ayudar a mejorar la calidad de sueño.

---

[4] *Episodio #1131 de MetabolismoTV - Rayos infrarrojos, combate el cáncer y otras condiciones*

Toma el Sol

El sol es una fuente esencial de vitamina-D, la cual provee energía que puede impulsar el metabolismo y ayudarte con tu proceso de adelgazar.

Toma el sol una vez al día, por 10 a 15 minutos, al menos 4 veces en la semana.

---

[5] *Episodio #1309 de MetabolismoTV - La luz solar es medicina*

escanear

Hazte un Ajuste Quiropráctico

Un ajuste quiropráctico permite corregir la columna vertebral por donde pasan todos los nervios que conectan el cerebelo con el resto del cuerpo. Si la columna vertebral está doblada, pillada o inflamada, no podrán pasar los mensajes por parte del cerebro para reparar o reconstruir el cuerpo.

Se conoce que un ajuste quiropráctico tiene el potencial de fortalecer el sistema inmune, reduce el dolor, mejora el sueño y promueve la relajación, entre otras cosas.

---

[6] *Episodio #1504 de MetabolismoTV - Terapia manual que funciona*

Reduce el T.A.M.AÑO de tu Barriga

Quitar el trigo, el arroz y el maíz (TAM[†]) por dos semanas pudiera ayudarte a reducir la grasa abdominal que se rehúsa a ceder. Si al quitar el TAM tu abdomen se reduce, te recomendamos eliminarlos de tu dieta diaria por un periodo de tiempo. Luego, reintrodúcelos uno a uno y observa si comienza la acumulación de grasa abdominal.

Una vez descubras cuál o cuáles de los tres, el trigo, el arroz o el maíz, es el que te causa la grasa abdominal, elimínalo.

[†]*TAM: siglas de los principales alimentos agresores para la mayoría de las personas, identificados por el especialista Frank Suárez. Se refieren al trigo, el arroz y el maíz, acuñado por Frank entonces como el TAM.*

[†]*Curso de UNIMETAB - Ayudas para vencer la Grasa Abdominal*
• Episodio #1921 de MetabolismoTV - Quita el TAM y reduce el tamaño de tu abdomen

Toma Agua

El agua es un elemento vital para los procesos del metabolismo. Es la principal fuente de oxígeno que se necesita para la combustión de los nutrientes y la producción de energía.

Aplica la siguiente fórmula para saber cuánta agua necesita tu cuerpo, si calculas tu peso en libras:
PESO DEL CUERPO EN LIBRAS dividido entre 16 es igual a los VASOS DE AGUA DE 8 ONZAS que necesitas consumir cada día. Ejemplo: 176 lb de peso/16 = 11 vasos de agua de 8 onzas.

Si calculas el peso de tu cuerpo en kilogramos, usa la siguiente:
PESO DEL CUERPO EN KILOS dividido entre 7 es igual a los VASOS DE AGUA DE 250 MILILITROS que necesitas consumir cada día. Ejemplo: 84 kg de peso/7 = 12 vasos de agua de 250 ml.

---

[8] *Episodio #7 de MetabolismoTV - ¡Agua, agua y más agua! ¿Cuánta es suficiente?*

Crea tu Agua Solarizada

Para solarizar el agua, expón un vaso o jarra de vidrio con agua al sol por dos a tres horas y notarás que esa agua estará más espesa, casi gelatinosa, y con mejor sabor.

Se recomienda tomar en las mañanas.

---

[9] *Episodio #1063 de MetabolismoTV - El agua tiene vida y memoria*

Date un baño de bosque

Shinrin-yoku es la práctica japonesa de caminar y pasar tiempo en un bosque o parque con árboles, idealmente con tu teléfono apagado para evitar interrupciones y que puedas, realmente, disfrutar del ambiente y respirar aire puro.

Hacer esto tranquiliza el sistema nervioso, reduce el estrés y ayuda al cuerpo a recuperarse. También podría ayudarte a sentirte descansado y optimizar tu proceso de restauración del metabolismo.

---

[10] *Episodio #1288 de MetabolismoTV - Date un baño de naturaleza*

Come Chile Picante

Comer chile de forma moderada y responsable pudiera ser beneficioso para tu metabolismo. El chile contiene una sustancia llamada capsaicina que tiene increíbles propiedades como el mejoramiento en la sexualidad, tanto en la potencia del hombre como en la habilidad de la mujer de tener un orgasmo.

Recuerda que todos los cuerpos son diferentes y siempre deberás estar atento a cómo reacciona tu cuerpo al comer los diferentes tipos de chile picante.

---

[11] *Episodio#1265 de MetabolismoTV - Pique, picante, y chile*

Toma Agüita con Limón

En lugar de tomar algún refresco o jugo azucarado, prepárate un juguito de limón. El limón o lima contiene potasio y magnesio, lo que pudiera contribuir a eliminar el exceso de sodio. Además, te apoya con los antojos de alimentos dulces.

Sirve un vaso con agua natural, exprime una lima o limón y, si gustas, puedes endulzar con un poco de estevia u otro endulzante natural, bajo en carbohidratos.

---

[12] *Episodio #1266 de MetabolismoTV - Agrio saludable*

Toma Caldito de Pollo

En muchas culturas es costumbre tratar los catarros o gripes con sopa o caldito de pollo. Ingerir sopa de pollo impulsa al sistema inmune del cuerpo.

Así que la próxima vez que te ofrezcan, acepta la sopita de la abuela.

---

[13] *Episodio #1284 de MetabolismoTV - Abuela tenía razón*

Haz Respiraciones Profundas

Los beneficios de respirar profundo son impresionantes, principalmente porque ayudan a calmar el sistema nervioso, a combatir el estrés y hasta dormir mejor.

Haz 20 respiraciones profundas, inhalando profundo por 4 segundos y exhalando lentamente por 8 segundos.

---

[14] *Episodio #1195 de MetabolismoTV - Beneficios de respirar profundo*

Ayuda para las Várices

Una recomendación para apoyar la reducción de las venas varicosas es consumir vegetales crucíferos como el berro, coliflor, repollo, brócoli, lombarda, rúcula, verduras de hojas verdes, col rizada, rábano y coles de Bruselas. También se recomienda suplementar con zinc y selenio.

---

[15] *Episodio #1943 de MetabolismoTV - Causa de las venas varicosas*

Evita este Ingrediente Estimulante

El glutamato monosódico (*glutamate monosodium*) es una sustancia que se utiliza para potenciar el sabor de los alimentos. Esta sustancia estimula y podría interferir con tu sueño y tu proceso de adelgazar. Los restaurantes de comida china acostumbran a echar glutamato monosódico en sus comidas. También puedes encontrarlo en sopas enlatadas, vegetales enlatados, cereales, condimentos, salsas, kétchup y demás. Otros nombres para esta sustancia son proteína texturizada o concentrado de proteína de soya. Lee bien las etiquetas.

---

[16] *Episodio #1330 de MetabolismoTV - Un estimulante oculto*

Ayuda para la Inflamación

Estudios han descubierto una solución fácil para tratar de reducir los niveles de inflamación en el cuerpo. Suplementar con bicarbonato de sodio, sobre todo cuando hay enfermedades inflamatorias como la artritis, pudiera ser conveniente.

Usa ½ cucharadita de bicarbonato de sodio en 4 onzas (118 ml) de agua para ayudar a tu metabolismo.

---

[17] *Episodio #1879 de MetabolismoTV - Combatiendo la Inflamación*

Sobre el Hongo Candida Albicans

Este hongo es parte de la flora intestinal de todas las personas y, en el caso de las mujeres, también es parte de la flora vaginal. Cuando hemos llevado un estilo de vida de alto consumo de carbohidratos refinados, consumo de alcohol, deficiencia en la glándula tiroides, se crea el ambiente perfecto para un sobrecrecimiento de este hongo. El problema es que este hongo produce 78 tóxicos distintos que acidifican el cuerpo, reduciendo el oxígeno y por ende el metabolismo.

Haz una limpieza del hongo *candida albicans* cada 6 meses con el propósito de disminuir sus efectos sobre el metabolismo.

---

[18] *Libro El Poder del Metabolismo - Capítulo: Candida Albicans: La Epidemia Silenciosa* • Episodio de MetabolismoTV en vivo con Frank Suárez - Infección del hongo candida albicans

Ayuda a tu Intestino

A través de los años el intestino va generando una costra -una capa gruesa de residuos- donde se acumulan bacterias que causan pudrición y que producen tóxicos que podrían reducir la oxigenación del cuerpo. Además, esta costra podría interferir en que el intestino absorba de forma eficiente los nutrientes de los alimentos, que son la fuente de energía e impulsan el metabolismo. Al ayudar a tu intestino con suplementos naturales como enzimas, prebióticos y probióticos, que ayuden a remover esta costra, pudieras contribuir a la eliminación de tóxicos y desperdicios del cuerpo.

---

[19] *Episodio #1747 de MetabolismoTV - Limpieza Intestinal Profunda*

Identifica tu Tipo de Sistema Nervioso Predominante

Si contestas que sí a cualquiera de estas cinco preguntas, aunque sea a sólo una de ellas y aunque sea con "sólo de vez en cuando", tienes un Tipo de Sistema Nervioso Excitado.

1. ¿No digieres bien las carnes rojas o tardas en digerirlas?
2. ¿Te caen mal las grasas saturadas? (cerdo, chuleta, alimentos grasos)
3. ¿No digieres bien si comes tarde en la noche?
4. Si comes tarde en la noche, ¿se te dificulta dormir?
5. ¿Tienes un sueño liviano o te despiertas con facilidad?

Si respondiste que NO a TODAS las preguntas, tienes un Tipo de Sistema Nervioso Pasivo.

---

[20] *Episodio #199 de MetabolismoTV - Características dominantes de las personas con metabolismo excitado*

Evita los Aceites Poliinsaturados

El problema con los aceites poliinsaturados es que, por su composición molecular, se oxidan, se pudren y afectan tu metabolismo.

Evita, más aún, el aceite de canola, ya que es el aceite más dañino y tóxico.

---

[21] *Libro: Metabolismo Ultra Poderoso - Capítulo: Sustancias Enemigas al Metabolismo • Episodio #1426 de MetabolismoTV - La verdad sobre el aceite de canola*

Brinca en el Trampolín

Una forma del cuerpo protegerse de los tóxicos es encapsulándolos en grasa. Luego, para eliminar estos tóxicos y las grasas, utiliza el sistema linfático. Este sistema se mueve por gravedad y es por esto por lo que brincar en el trampolín, crea un tipo de movimiento que ayuda al sistema linfático a eliminar los tóxicos y grasas. Así que brincar en el trampolín rebotador es un ejercicio que pudiera ayudarte a eliminar la grasa del cuerpo.

---

[22] *Episodio #2022 de MetabolismoTV - Causas y soluciones de la celulitis*

Haz Ejercicio

Cuando haces ejercicio, ayudas a tu cuerpo a eliminar una buena cantidad del cortisol acumulado por el estrés durante el día, a través del hígado, y es por eso por lo que el hacer ejercicio promueve la calidad de sueño.

---

[23] *Libro: El Poder del Metabolismo - Capítulo: Vida Sedentaria • Episodio #1092 de MetabolismoTV - ¿A qué hora es mejor ejercitarse?*

Consume Almidones Resistentes

Los almidones resistentes son aquellos que resisten a la digestión cuando entran al intestino delgado, por lo que no aumentan la glucosa tan fácilmente. Estos almidones resistentes alimentan las bacterias buenas del intestino grueso, que como resultado crean ácido butírico. Este ácido es una sustancia que ayuda a adelgazar, aumenta la energía y mejora la calidad de sueño. Algunos almidones resistentes son: los garbanzos, las alubias, los plátanos verdes, los guisantes verdes, las arvejas, las lentejas, y las leguminosas (no enlatadas).

[24] *Episodio #1570 de MetabolismoTV - El segundo cerebro*

Baño con Sales

Añade 1 a 2 tazas de sal de mar en una bañera con agua tibia o caliente y toma un baño por 30 a 45 minutos. Los baños con sales podrían ayudar a sacar tóxicos y promover niveles normales de glucosa en el cuerpo.

---

[25] *Episodio #1511 de MetabolismoTV - Desintoxicación con sal*

Baños Calientes

Una de las formas en que pudieras ayudar a tu cuerpo a adelgazar y contribuir a tu metabolismo es optimizando el proceso de eliminar los tóxicos. Un baño de agua caliente es una de las técnicas más antiguas que se han utilizado para acelerar esto.

Llena una bañera con agua caliente -tan caliente como puedas soportar- y sumérgete completamente por 15 a 20 minutos. El calor del agua caliente contribuye a sacar tóxicos del cuerpo.

---

[26] *Episodio #508 de MetabolismoTV - Baños calientes y desintoxicar el cuerpo*

Limpieza de Hígado

El hígado tiene la función de desintoxicar la mayoría de las sustancias que entran a tu cuerpo, más es el encargado de crear las reservas de glucosa necesarias para que el organismo pueda realizar sus funciones durante todo el día. Cuando el hígado se tapa de grasa, conocido mejor como hígado graso, ya no filtra y se llena de tóxicos, entonces el cuerpo comienza a producir más grasa para protegerse de los tóxicos. Para promover tu metabolismo y adelgazar, ayuda a tu hígado.

Puedes encontrar las instrucciones de
la limpieza del hígado de la doctora Hulda Clark
en www.naturalslim.com/limpieza-higado.

---

[27] *Súper Ayuda #199 de MetabolismoTV - Descubre la limpieza de hígado y adelgaza*

Después de la Limpieza de Hígado

Después de hacer la limpieza de hígado de la Dra. Hulda Clark, pudieras sentirte con más energía y podría contribuir a que adelgaces con más facilidad.

Algunas ayudas adicionales, para después de este proceso, es suplementar con curcumina y L-taurina.

---

[28] *Episodio #1720 de MetabolismoTV - Limpia tu hígado y vesícula*

Ve a la Playa y Date un Baño de Mar

Sumergirte en el agua salada podría ayudar a tu cuerpo a eliminar tóxicos a través de la piel, a la vez que permite la entrada de minerales naturales y beneficiosos al cuerpo.

[29] *Episodio #1511 de MetabolismoTV - Desintoxicación con sal*

Implementa el Ayuno Intermitente

Practicar el ayuno intermitente pudiera ayudarte a acelerar el proceso de adelgazar, aumentar la energía y controlar el hambre.

---

[30] *Libro: Metabolismo Ultra Poderoso - Capítulo: El Ayuno Intermitente para Desatorar el Metabolismo • Episodio #1909 de MetabolismoTV - Ayuno intermitente contra el hígado graso*

Prepara tu Cuerpo para el Ayuno Intermitente

Estos cinco pasos recomendados contribuyen a tener un ayuno intermitente exitoso y optimizar el metabolismo.

1. Suplementa con citrato de potasio.
2. Suplementa con citrato de magnesio.
3. Disminuye el sobrecrecimiento del hongo *candida albicans* haciendo una limpieza de hongos como la recomendada por Frank Suárez y manteniendo una alimentación baja en carbohidratos refinados como la Dieta 3x1.
4. Ve subiendo las horas del ayuno de forma gradual.
5. Mantén tu buena hidratación.

---

[31] *Libro: Metabolismo Ultra Poderoso - Capítulo: El Ayuno Intermitente para Desatorar el Metabolismo • Episodio #1579 de MetabolismoTV - Ayuno intermitente exitoso*

Toma Vitaminas Potentes

Para ayudar a tu metabolismo, utiliza vitaminas potentes. Una vitamina potente debe tener, por lo menos, 50 miligramos de cada uno de los componentes del complejo B. El complejo B se compone de vitaminas que ayudan a acelerar tu metabolismo, podrían mejorar tu energía y ayudarte a adelgazar. Cuando las vitaminas son realmente potentes ¡sientes la energía!

---

[32] *Episodio #27 de MetabolismoTV - ¿Qué vitaminas debo tomar? ¡Vitaminas potentes!*

Toma Niacina Verdadera

La vitamina-B3, o niacina, es crucial. Esta vitamina pudiera ayudarte a sacar tóxicos del cuerpo, mejorar el estado ánimo, reducir el colesterol, reducir la radiación del cuerpo y reducir el hongo *candida albicans*.

La vitamina niacina es muy eficiente sacando tóxicos del cuerpo, por lo que podrías experimentar un enrojecimiento en la cara o en la piel que dura de 10 a 15 minutos. Esto es así porque la piel es un órgano de eliminación. Te sugerimos que leas bien la etiqueta de tus vitaminas y verifiques que contiene niacina y no su versión sintética, llamada niacinamida.

---

[33] *Episodio #884 de MetabolismoTV - Los beneficios de la vitamina-B3, niacina*

Evita una Diabetes Gestacional

La diabetes gestacional es un tipo de diabetes que ocurre cuando una mujer está embarazada. Se podría decir que tener diabetes gestacional es un tipo de aviso del cuerpo que indica que el cuerpo de la mujer está en un alto riesgo de desarrollar diabetes Tipo-2 en el futuro, por lo cual sería bueno tomar acción correctiva a tiempo y evitar que se desarrolle una diabetes años después.

Para evitar la diabetes gestacional, trata de mantener una buena hidratación y consume una dieta baja en carbohidratos como la Dieta 3x1, según tu tipo de sistema nervioso, además de tomar acciones que calmen el sistema nervioso. Así evitarás niveles altos de glucosa durante la duración del embarazo.

---

[34] *Libro: Diabetes Sin Problemas - Capítulo: Diabetes Gestacional • Episodio #1491 de MetabolismoTV - La diabetes gestacional predice el futuro*

Come Sardinas

Este pez se alimenta de unas plantas marinas llamadas fitoplancton. Comer una lata de 3 onzas (85 g) de sardinas provee el 338% de vitamina-B12, un 87% de selenio, un 64% fósforo y el 61% de omega-3 que una persona necesita al día. Debes saber que, si al probar la sardina te sabe mucho a pescado, puede que esa marca no sea muy buena. Las marcas de sardinas buenas no tienen un sabor fuerte a pescado, saben más como atún y son agradables.

---

[35] *Episodio #1523 de MetabolismoTV - El valor de una lata de sardinas*

Toma Aceite de Coco y Mejora la Memoria

Consume de 1 a 4 cucharadas (15 a 60 ml) de aceite de coco, repartidas durante el día. Estudios han demostrado que a la hora y media de haber consumido el aceite de coco se pueden notar cambios de mejoría cognitiva que incluye la habilidad de recordar, pensar y resolver problemas.

---

[36] *Episodio #1830 de MetabolismoTV -Beneficios inesperados del aceite de coco*

Consume más Jengibre

El jengibre tiene cualidades beneficiosas y muy saludables. Es de sabor fuerte, por lo que un poquito que uses para hervir y hacerte un té, es suficiente. Puedes utilizar un té o suplemento de jengibre con el propósito de ayudar con la digestión de los alimentos y los problemas de gases digestivos. También ayuda a cicatrizar úlceras en el estómago, combatir las náuseas o mareos, reduce la actividad inflamatoria del cuerpo, previene el cáncer, ayuda a desintoxicar el cuerpo, reducir la barriga, mejorar la calidad de sueño y la circulación. Al momento de preparar tus jugos verdes, agrega un pedacito de jengibre.

---

[37] *Episodio #1225 de MetabolismoTV - Beneficios del jengibre*

Suplementa con Ajo

El ajo se ha utilizado históricamente como un agente antihongos, antibiótico y anticáncer. El ajo también ayuda a reducir la presión arterial y tiene un efecto anticoagulante que evita ataques al corazón. No dudes en añadir este superalimento en tus comidas, caldos, guisos, aderezos o sopas.

---

[38] *Súper Ayuda #135 de MetabolismoTV - Un ingrediente anticáncer, anticandida, anticoagulante, y anti-presión alta*

Haz tus Jugos verdes con Cilantro

Al momento de hacer tus jugos verdes añade media taza (120 ml), bien prensada, de cilantro. El uso de cilantro (culantro) por tres semanas podría ayudarte a reducir el mercurio, el plomo y el aluminio acumulado en el cuerpo. Luego de consumirlo, pudieras sentir un poco de cansancio, pero es parte del mismo proceso de los tóxicos saliendo del cuerpo.

---

[39] *Episodio #1490 de MetabolismoTV - Desintoxicación con cilantro*

Retrasa el Envejecimiento Prematuro

Prácticamente todas las enfermedades inflamatorias y el envejecimiento prematuro son causadas por demasiados radicales libres en el cuerpo. Los antioxidantes interactúan con los radicales libres[†] para evitar que éstos causen daño. Algunos alimentos ricos en antioxidantes son el limón, la canela, el cacao, la cúrcuma, el jengibre, los jugos de vegetales y el té verde. Otros antioxidantes famosos son la vitamina-C y la vitamina-E.

[†]*radicales libres: pequeñas moléculas incompletas de oxígeno. Al estar incompletas cuando interactúan con otras moléculas las destruyen.*

escanear

[40] *Episodio #1333 de MetabolismoTV - Antioxidantes antivejez*

Ayúdate en tu Proceso de Adelgazar con un Ejercicio Divertido

Brincar en el trampolín es uno de ejercicios que más recomendamos durante el proceso de adelgazar. En primer lugar, éste es un ejercicio de bajo impacto que cualquier persona con sobrepeso o con problemas en las rodillas o espalda puede hacer ya que el mismo trampolín ofrece la resistencia del rebote. También tiene el beneficio principal de ejercitar todo el cuerpo lo que ayuda a levantar el metabolismo. Con tan sólo 15 minutos de este ejercicio, 3 veces a la semana, al ritmo de tu música favorita, pudieras beneficiar tu metabolismo y adelgazar.

---

[41] *Libro: El Poder del Metabolismo - Capítulo: Vida Sedentaria • Episodio #548 de MetabolismoTV - El ejercicio correcto*

Abraza un Árbol

Los árboles están vivos, llenos de electrones y conectados a la tierra. Cuando abrazas un árbol ayudas a que el exceso de corriente eléctrica acumulado salga de tu cuerpo.

---

[42] *Episodio #1288 de MetabolismoTV - Date un baño de naturaleza*

Duerme a Oscuras

Asegúrate de dormir en un cuarto totalmente oscuro. La entrada de la luz podría causar dificultades a tu calidad de sueño. Si no puedes tener un cuarto totalmente oscuro, puedes utilizar una máscara o antifaz para dormir, que sea cómoda y te cubra bien los ojos. Dormir sin exposición a la luz puede ayudar grandemente con tu calidad de sueño.

---

[43] *Libro: Metabolismo Ultra Poderoso – Capítulo: Dormir Mejor o Fracasar • Episodio #1732 de MetabolismoTV – Tips para dormir mejor*

Usa Tapones de Oídos

Evita los ruidos o los ambientes ruidosos mientras duermes. Se consiguen unos tapones que se colocan en los oídos para bloquear el sonido y así ayudarte a dormir sin interrupciones por ruidos.

---

[44] *Libro: Metabolismo Ultra Poderoso – Capítulo: Dormir Mejor o Fracasar*

Evita la Luz Azul

Evita ver la televisión o trabajar con tu celular, computadora o tableta desde unas dos horas, o al menos, hasta una hora antes de dormir. Estos equipos electrónicos emiten la llamada luz azul que pudiera estimular el sistema nervioso y afectar tu calidad de sueño.

---

[45] *Libro: Metabolismo Ultra Poderoso - Capítulo: Dormir Mejor o Fracasar • Episodio #1037 de MetabolismoTV - Los aparatos electrónicos y el metabolismo*

Apaga el Wifi

Antes de acostarte a dormir apaga el wifi de internet de la casa y deja tu celular lo más lejos posible de la cabecera de la cama, para no recibir el impacto de las ondas electromagnéticas y que no te afecten tu sistema nervioso. El daño que hacen las ondas electromagnéticas al cuerpo humano está comprobado científicamente.

---

[46] *Libro: Metabolismo Ultra Poderoso - Capítulo: Dormir Mejor o Fracasar • Episodio #1692 de MetabolismoTV - Cómo el wifi excita el sistema nervioso*

Aumenta tu Expectativa de Vida

El ejercicio o deporte que más extiende tu expectativa de vida es el tenis. El tenis extiende 9.7 años de vida adicional, en comparación con un estilo de vida sedentario.

Además, los ejercicios con más interacción social (cara a cara) extienden más la vida en comparación con ejercicios solitarios.

---

[47] *Episodio #1547 de MetabolismoTV - Ejercicio que extiende la vida*

Reduce la Cantidad de Carbohidratos Refinados

Una vez el hígado se llena de grasa, a lo que llaman hígado graso, sus conductos se tapan y el hígado ya no filtra. Cuando el hígado no puede filtrar, el cuerpo se llena de tóxicos, lo que pudiera crear problemas de metabolismo lento. Una de las causas que pudieran contribuir al hígado graso es el consumo excesivo de carbohidratos refinados.

[48] *Episodio #176 de MetabolismoTV - Hígado graso*

Hora Correcta para Tomar Jugos de Vegetales

Evita tomar los jugos de vegetales aproximadamente dos horas antes de irte a dormir, para tratar de evitar que el potasio y el magnesio que contienen estos jugos te levanten durante la noche a orinar.

---

[49] *Curso de UNIMETAB - Cómo lograr un sueño reparador • Episodio en vivo de MetabolismoTV con Frank Suárez – Importancia del sueño reparador*

Mantén un Sueño Reparador

Hay una relación directa entre las horas de calidad de sueño que tienes y el largo de tu vida. Todas las cosas que puedas hacer para conseguir un sueño reparador serán de gran beneficio para tu metabolismo y calidad de vida.

---

[50] *Curso de UNIMETAB - Cómo lograr un sueño reparador • Episodio #1895 de MetabolismoTV - Sueño profundo, salud abundante*

Lee un Buen Libro

La actividad de leer un buen libro antes de dormir pudiera ayudarte a conciliar el sueño. Asegúrate de leerlo en un libro impreso en vez de un computador o tableta electrónica para que evites la estimulación de la luz azul.

---

[51] *Libro: Metabolismo Ultra Poderoso - Capítulo: Dormir Mejor o Fracasar • Episodio #1037 de MetabolismoTV - Los aparatos electrónicos y el metabolismo*

Inflamación de la Próstata

Para apoyar a la inflamación de la próstata deberías primeramente consultar a tu médico y de manera personal reducir al máximo las grasas y la carne roja. Además, deberías consumir mucha agua y jugos de vegetales frescos, todos los días, dos veces al día, más suplementar con magnesio y potasio.

[52] *Episodio #863 de MetabolismoTV - Inflamación de la próstata*

Duerme a la Hora Correcta

Ve a dormir a la hora correcta, aprovechando la producción de la hormona melatonina entre las 9 y 11 de la noche. Así evitarás que tu cuerpo produzca más hormona cortisol fuera de hora, lo que te ayudará a tener un sueño reparador.

---

[53] *Episodio #1193 de MetabolismoTV - Dormir temprano se me hace imposible*

Dime Cómo Duermes y te Diré Quién Eres

Tendrás tan buena energía y salud como la calidad de sueño que tengas cada noche. Lograr dormir profundamente, siete horas como mínimo, es vital para mejorar el metabolismo.

---

[54] *Episodio #752 de MetabolismoTV - Sueño interrumpido que te engorda*

Enemas de Café

Con un equipo para enemas de café, se utiliza café orgánico tibio que se introduce por el intestino grueso, donde entra en contacto con los conductos del hígado y promueve la eliminación de tóxicos. Esta práctica pudiera ayudarte a reducir la acidez del cuerpo y beneficiar la oxigenación.

---

[55] *Episodio #1141 de MetabolismoTV - Enemas de café*

escanear

Hidroterapia del Colon

El colon, al igual que cualquier otra parte de nuestro cuerpo, pudiera beneficiarse al limpiarse regularmente para evitar que los sedimentos que dejan los residuos fecales contaminen nuestro torrente sanguíneo. Las hidroterapias de colon pudieran ser de ayuda con este propósito. Son muy efectivas y permiten que las personas sientan alivio inmediato y se vean beneficiadas a largo plazo.

---

[56] *Episodio #1691 de MetabolismoTV - Hidroterapia del colon para desintoxicar*

escanear

Come Batata

En términos de adelgazar y promover niveles de glucosa normales, comer batata o camote pudiera ser muy beneficioso. Aunque sabe más dulce, tiene menos azúcar que la papa regular. Mientras más roja o naranja sea por dentro, mejor calidad de nutrición. La intensidad del color muestra el contenido de antocianinas (antioxidantes naturales) que tiene.

---

[57] *Episodio #1185 de MetabolismoTV - Es mejor que la papa*

Adiós a la Tos Seca Persistente

Muchas veces, después de un catarro o una infección viral, perdura una tos de 3 a 6 semanas, a lo que se le conoce como tos postinfecciosa. Un remedio a esta tos persistente es tomar café con miel.

---

[58] *Episodio #1031 de MetabolismoTV - Café con miel es mejor que cortisona*

Encuentra y Elimina tus Alimentos Agresores

Los alimentos agresores son alimentos que tu cuerpo, por razones hereditarias, rechaza, y consumirlos te causará estrés interno. Estos alimentos pudieran aumentar tus niveles de glucosa y hacerte engordar. Existen tres alimentos agresores que son los más comunes para la mayoría de las personas, el trigo, arroz y el maíz, pero en realidad, cualquier alimento podría ser un agresor.

Para poder detectarlos, utiliza un glucómetro y sigue las instrucciones en el capítulo ALIMENTOS AGRESORES del libro *Metabolismo Ultra Poderoso*.

---

[59] *Libro: Metabolismo Ultra Poderoso - Capítulo: Los Alimentos Agresores • Episodio #705 de MetabolismoTV - Detectando alimentos agresores*

Haz Trampa de Forma Inteligente

Si te ves en el compromiso de romper tu estilo de vida de la Dieta 3x1 durante las fiestas, puedes hacerlo de forma inteligente. Sólo debes aplicar estas dos reglas al pie de la letra:

1. Nunca comas un exceso de carbohidratos refinados en la comida anterior antes de un fiestón[†]. El disparo de insulina siempre estará basado en la cantidad de carbohidratos que ingeriste anteriormente.

2. Come todo lo que vayas a comer en una hora (60 minutos). El segundo disparo de insulina se hace luego de una hora.

[†] *fiestón: gran fiesta o celebración. En este caso, comer abundante y generosamente.*

---

[60] *Episodio #760 de MetabolismoTV – Cómo hacer trampa de forma inteligente durante las fiestas*

escanear

Báñate con Agua Fría

El frío obliga a las células a producir calor para contrarrestar el frío, logrando así estimular y aumentar el metabolismo del cuerpo. Comienza por darte un baño con agua regular y luego, en los últimos 30 segundos, cambia el agua a completamente fría. Poco a poco (por varios días) ve aumentando de 1 a 2 minutos, hasta lograr darte el baño completo de agua fría. Esto podría ser de ayuda en tu proceso de adelgazar, mejorar la circulación, y mejorar tu calidad sueño.

---

[61] *Episodio #1586 de MetabolismoTV - Ducha fría que aumenta el metabolismo*

Usa Aceite de Coco para tus Dientes

Para ayudar a combatir la inflamación en las encías, añade aceite de coco para optimizar tu rutina de higiene dental matutina, ya que este aceite tiene propiedades antibacterianas y antihongos.

---

[62] *Episodio #1900 de MetabolismoTV - Encías inflamadas y dientes flojos*

Ayuda para tus Dientes

Si al limpiarte los dientes, tus encías sangran, entonces te ayudaría aplicar el siguiente proceso. Luego de lavar tus dientes y utilizar el hilo dental, haz un enjuague con peróxido de hidrógeno (agua oxigenada) por algunos segundos. Comienza mezclando el peróxido con agua las primeras veces en lo que te vas acostumbrando, hasta que puedas hacer el enjuague con el peróxido de hidrógeno puro.

---

[63] *Episodio #976 de MetabolismoTV - Infección de dientes y grasa abdominal*

Escoge la Pasta Dental Correcta

Casi todas las pastas dentales comerciales contienen fluoruro con el propósito de evitar las caries. Sin embargo, ¡se recomienda evitar el fluoruro! El fluoruro es un mineral tóxico que pudiera afectar la glándula tiroides, lo que reduce el metabolismo y podría hacerte engordar. Por suerte ya se pueden encontrar, en distintos supermercados y centros naturistas, pastas dentales sin fluoruro.

---

[64] *Episodio #1387 de MetabolismoTV - Crema dental que te daña la tiroides*

Toma Caldo de Huesos

Utiliza una olla de presión o una olla con una buena tapa para hacer este caldo. Llena la mitad del recipiente con huesos de res o de pollo, bien picaditos. Ponlos a hervir a fuego lento por 24 o 36 horas. Añade cebolla, ajo, hojas de laurel y los vegetales que desees. Si vas a añadir sal, que sea bien poquita, ya que los minerales dentro de los huesos tienden a ser salados. Este proceso tiene el propósito de extraer todo el colágeno, vitaminas y minerales de los huesos. Una vez listo, déjalo enfriar, cuélalo, y guárdalo en un recipiente en la nevera. Notarás que se pondrá espeso, como una gelatina, y es señal de que lo hiciste correctamente. Pudieras ingerir, como mínimo, 4 onzas (118 ml) al día.

---

[65] *Súper Ayuda #203 de MetabolismoTV - Cómo preparar el caldo milagroso de huesos*

Usa Probióticos

Arreglar la flora intestinal pudiera contribuir a tener un efecto positivo sobre el estado de ánimo de una persona, haciéndola sentir con más calma y menos ansiosa. Algunas fuentes naturales de probióticos lo son el yogur, el kéfir, los vegetales fermentados, o puede utilizar un suplemento de bacterias buenas que contenga al menos 15 mil millones de organismos por unidad.

---

[66] *Episodio #1936 de MetabolismoTV - Causa oculta de depresión y ansiedad*

escanear

Toma Kéfir

El kéfir es un tipo de leche fermentada que contiene muchas bacterias buenas, incluso más que el yogur. Es un Alimento Tipo-A[†] siempre y cuando sea sin azúcar o sabores añadidos. Revisa la etiqueta para verificar que así lo sea.

[†]*Alimentos Tipo-A es la clasificación que le da Frank Suárez a los alimentos que ADELGAZAN o los alimentos que son AMIGOS del control de la diabetes, como las proteínas, carnes, aves, pescados, mariscos, quesos, huevos, jugos de vegetales, ensaladas, almendras, nueces, y vegetales bajos en carbohidratos, entre otros.*

[67] *Episodio #1528 de MetabolismoTV - Más saludable que el yogur*

Ayuda para las Lombrices Intestinales

Todos podemos ser víctimas de lombrices intestinales. Estas lombrices pudieran provocar un picor desagradable en el área del ano, especialmente en las noches. Si descubres que tienes esta situación, pudiera ser de ayuda hacer una mezcla de aceite de ricino (aceite de castor) y aceite de coco. Esto es una antigua mezcla, que, por generaciones, ha dado resultados.

Adultos - Haz una mezcla de mitad de aceite de coco y la otra mitad con aceite de ricino y guárdala en un envase de cristal con tapa. Toma de 1 a 2 cucharadas (15 a 30 ml) diarias.

---

[68] *Episodio #1301 de MetabolismoTV - Lombrices intestinales*

Consume más Fibra

Las fibras son parte de los carbohidratos, pero no se pueden digerir, por lo que promueven niveles normales de glucosa y no engordan. Por lo tanto, entre más fibra contenga un alimento, más te ayudará en tu proceso de adelgazar.

---

[69] *Episodio #461 de MetabolismoTV - Etiquetas sin engaño*

Escoge el Chocolate Correcto

El chocolate sin azúcar de 60% a 70% de cacao, en comparación a uno de menor porcentaje, pudiera ser de ayuda en tu proceso de adelgazar y acelerar el metabolismo.

---

[70] *Episodio #1640 de MetabolismoTV - Beneficios del chocolate oscuro*

Toma Vinagre

Ingerir dos cucharadas (30 ml) de vinagre de cidra de manzana al momento de consumir carbohidratos contribuye a tener niveles normales de glucosa, lo que podría ayudarte a evitar que engordes tan fácilmente.

---

[71] *Episodio #1276 de MetabolismoTV - Ingrediente secreto para mejorar la diabetes*

Combate la Acidez

Al contrario de lo que podrías creer, el reflujo y la acidez estomacal son causados por falta de ácido hidroclórico. Para apoyar la producción de ácido hidroclórico, que digiere los alimentos, se necesita suficiente agua.

Utiliza ½ cucharadita (2.5 g) de sal y el jugo de medio limón en un vaso de agua, dos veces al día, para combatir la acidez y recuerda tomar la cantidad de agua que necesita tu cuerpo al día para apoyar la producción del ácido hidroclórico y los demás procesos del metabolismo.

---

[72] *Súper Ayuda #139 de MetabolismoTV - Descubre el mejor antiácido natural*

Come Nuez de Brasil

La Tiroiditis Hashimoto es una condición autoinmune, que hace que las personas sufran una grave inflamación en la tiroides. Ya se sabe que esta condición de Hashimoto está ligada a una deficiencia del mineral selenio. Estudios han descubierto que la nuez de Brasil puede ser muy beneficiosa en estos casos. La nuez de Brasil contiene de 90 a 95 microgramos de selenio de forma natural. Comer dos nueces de Brasil al día, por 12 semanas, pudiera contribuir al funcionamiento de la tiroides.

---

[73] *Episodio #1509 de MetabolismoTV - Calmando la tiroides Hashimoto*

Usa Cúrcuma

La cúrcuma pudiera asistir en la reducción de creación de grasa y en mantener niveles normales de glucosa. Añádela a tus jugos verdes, batidos o guisos.

---

[74] *Súper Ayuda #125 de MetabolismoTV - Descubre hierbas y especias que adelgazan*

Añade Aceite de Oliva a tus Comidas

En especial el aceite de acebuche, que es un olivo silvestre, pudiera beneficiarte con tu metabolismo por su calidad. Recomendamos que lo utilices en tus ensaladas como aderezo y no para freír ya que el calor podría corromper sus propiedades.

[75] *Episodio #1672 de MetabolismoTV - Aceite de oliva anticáncer*

Fríe con los Aceites Correctos

No todos los aceites son iguales. Existen algunos que pudieran afectar tu metabolismo. Los aceites recomendados para freír son el aceite de coco y el aceite de aguacate prensado en frío; ya que ambos toleran altas temperaturas. El favorito de ambos es el aceite de coco porque éste, además de soportar altas temperaturas, contribuye a la salud celular y beneficia la tiroides.

---

[76] *Episodio #2019 de MetabolismoTV - Cocinar con aceite de coco*

Come Aguacate

El aguacate es una grasa recomendada para las personas con un tipo de sistema nervioso predominantemente excitado. Se podría pensar que comer aguacate podría tener un impacto negativo para el sistema nervioso excitado por ser una grasa, pero no es así.

Las grasas tienen un efecto excitante en el sistema nervioso, pero el aguacate, además de contener omega-9, contiene una gran cantidad de potasio y magnesio, que son minerales tranquilizantes. El potasio y el magnesio trabajan en beneficio de balancear los efectos excitantes de la grasa. Por lo tanto, una persona con un sistema nervioso excitado puede comer aguacate prácticamente todos los días y no le afecta.

---

[77] *Episodio #263 de MetabolismoTV - Aceite de aguacate y otros aceites*

Dos Recomendaciones Sobre el Aceite de Oliva

El aceite de oliva extra virgen es muy beneficioso, pero debes saber cuál escoger y cómo utilizarlo.

1. Evita el aceite de oliva de Italia. Los aceites de Italia están adulterados, o sea, lo están mezclando con aceites más económicos. Busca que el aceite de oliva provenga de España.

2. El aceite de oliva no es para freír. Este aceite no soporta mucho calor y se destruye en altas temperaturas. Cuando el aceite empieza a emanar humo negro, es poque el carbón que estaba dentro del aceite, se quemó. Se debe utilizar mejor para guisar, saltear o aderezar.

[78] *Episodio #1431 de MetabolismoTV - Aceite de oliva extra virgen y su mente*

Consume Aceite de Lino

Tomar 2 cucharadas (30 ml) de aceite de lino diarias promueve la elasticidad en la piel, lo cual pudiera ayudarte con las estrías. Este aceite se recomienda especialmente para personas que están en un proceso de adelgazar, para ayudar a que la piel vuelva a su lugar, hasta que alcancen su meta.

---

[79] *Episodio #354 de MetabolismoTV - Las estrías*

Añade Chía a tus Comidas

Las semillas de chía son ricas en omega-3, un tipo de aceite antiinflamatorio y ayudan a la piel a lucir más lustrosa y bonita. También son ricas en magnesio y manganeso que son minerales que apoyan la tiroides.

---

[80] *Episodio #887 de MetabolismoTV - Aceite de chía u otros aceites*

Tómate la Temperatura

Una forma efectiva y sencilla de saber si tu tiroides funciona bien es tomándote la temperatura del cuerpo. La temperatura normal de todos los cuerpos debería ser de 98.6ºF o 37.0ºC. Si al medir tu temperatura está en 97.8ºF (36.5ºC) o menos, significa que ya pudieras estar experimentando un metabolismo lento. Te recomendamos buscar un termómetro de cristal para obtener resultados más exactos, pero si usarás un termómetro digital, trata de que sea uno que mida la temperatura lentamente para que sea más precisa la medida.

---

[81] *Episodio #1345 de MetabolismoTV - La temperatura lo dice todo*

Escoge el Aceite de Aguacate Correcto

Utiliza el aceite de aguacate extraído en frío, ya que de esta forma se ayuda a obtener los nutrientes que contiene el aguacate, como todos los antioxidantes y la vitamina-E. Este aceite pudiera ayudar a romper la grasa abdominal y penetrar hasta el interior de las células para optimizar su salud, además de que promueve la absorción de la vitamina-B12.

---

[82] *Libro: Metabolismo Ultra Poderoso - Capítulo: Sustancias Enemigas al Metabolismo • Episodio #1119 de MetabolismoTV - El aguacate milagroso*

Fíjate la Meta Correcta

Es importante que no comiences tu proceso de restaurar tu metabolismo teniendo falsas expectativas. El comprender realmente cómo funciona el metabolismo de tu cuerpo contribuye a que puedas establecer metas realistas y lo que pudieras lograr. Tener una meta incorrecta sería como pensar en bajar 20 libras (9 kg) en dos semanas. Sin embargo, una meta saludable sería bajar de una a dos libras (½ a 1 kg) de grasa semanalmente. Ten en cuenta que existe una gran diferencia entre bajar de peso y adelgazar.

---

[83] *Libro: Metabolismo Ultra Poderoso - Capítulo: La Meta Correcta • Episodio #1273 de MetabolismoTV - Esto te hará sufrir*

Multiplica tu Energía

El tomar agua pudiera contribuir a que el ATP[†] - la energía celular- se multiplique hasta diez veces más. El ATP depende de tu consumo de agua para poder activarse al máximo de su potencia y proveerle energía a tu cuerpo.

[†] *ATP: siglas en inglés para el trifosfato de adenosina, que es la energía química producida en el interior de las células.*

---

[84] *Libro: Metabolismo Ultra Poderoso - Capítulo: El Líquido de la Vida • Episodio #1563 de MetabolismoTV - Agua creadora de energía*

escanear

Combate el Alzheimer con Aceite de Coco

La condición de Alzheimer es causada por la creación de unas placas blancas, llamadas proteínas beta-amiloides, que se forman en las neuronas e interrumpen la conexión eléctrica del cerebro. Ya se ha descubierto que el aceite de coco puede bloquear la creación de estas placas en el cerebro. El aceite de coco, junto con una dieta baja en carbohidratos como la Dieta 3x1 y acciones que ayuden a tranquilizar el sistema nervioso excitado, ayuda a revertir el Alzheimer o parar su declive. Toma dos cucharadas (30 ml) de aceite de coco orgánico al día. Puedes añadirlo a tu café, té o directamente a la boca.

---

[85] *Episodio #1028 de MetabolismoTV - El aceite de coco para el Alzheimer*

Cambia tus Amalgamas por Resina

Cuando tienes problemas de caries, se realiza un trabajo dental donde retiran la carie y rellenan el hueco con una amalgama o platificación. Se le llama así en algunos lugares porque el material de la amalgama contiene plata. El problema es que, además de plata, la amalgama contiene más de un 50% de mercurio. El mercurio es un mineral líquido muy tóxico que penetra y envenena las células del sistema nervioso, degenerando el mismo, dañando tu salud y tu metabolismo.

Existen dentistas biológicos, especializados en extraer las amalgamas y reemplazarlas por unas coronas de porcelana. Restaura tu dentadura y tu salud.

[86] *Episodio #1682 de MetabolismoTV - ¡El problema está en los dientes!*

Ayuda para Dormir sin Levantarte a Orinar

Levantarte a orinar varias veces en la noche interrumpe tu sueño y no te permite lograr tu meta de adelgazar, controlar la diabetes y mejorar tu salud. Para evitar despertarte durante la noche evita tomar agua una hora antes de dormir. Otro truco sería comerte alguna cosita salada justo antes de dormir. Puede ser un quesito salado, unas almendras saladas o algo salado. La sensación de algo salado en tu boca causa una retención de líquido que te permitirá dormir sin levantarte a tener que ir al baño en repetidas ocasiones durante la noche.

[87] *Episodio #535 de MetabolismoTV - Tomar agua, ¡no de noche!*

Conoce la Composición Corporal de tu Cuerpo

Hay pesas o básculas especiales, como las que se usan en los centros de NaturalSlim, que no solamente muestran el peso total del cuerpo, sino que lo desglosan y te permiten conocer la cantidad de grasa, masa muscular y agua que tiene tu cuerpo. Ya hay en el mercado muchas básculas que hacen este tipo de cálculos y sería muy bueno que, al menos una vez, te peses en una máquina que desglose tu composición corporal. Así podrás saber el exceso de grasa que debes eliminar según tu edad y estatura, además de la cantidad de agua que necesita tu cuerpo y tu porcentaje de hidratación.

---

[88] *Episodio #1072 de MetabolismoTV - ¿Qué pasa cuando llegas a un NaturalSlim?*

Mide tu Cintura

El peso de un cuerpo no es una buena medida de progreso. Sin embargo, medir la circunferencia de la cintura sí lo es, porque refleja claramente la reducción en la grasa del cuerpo. Al restaurar el metabolismo se aumenta dramáticamente la cantidad de energía que se produce en las células del cuerpo y se empieza a consumir la grasa almacenada. Verás los verdaderos resultados cada vez que te midas la cintura.

---

[89] *Libro: Metabolismo Ultra Poderoso - Capítulo: Datos Falsos que Afectan su Metabolismo • Episodio #289 de MetabolismoTV - Cómo medir tu salud*

Toma Agua sin Sabor

Cuando un líquido tiene algún sabor, los sensores de la pared del estómago detectan ese sabor y el cuerpo lo maneja como si fuese un alimento, produciendo ácido hidroclórico para digerirlo. Así que lo que se recomienda para restaurar el metabolismo es tomar agua sin nada añadido y sin ningún sabor, para que el cuerpo la absorba como lo que es, ¡pura agua!

---

[90] Libro: Metabolismo Ultra Poderoso - Capítulo: El Líquido de la Vida • Episodio #89 de MetabolismoTV - Agua, pura agua

El Omega-3 y la Testosterona

Los aceites omega-3, como el lino o el aceite de pescado, son esenciales para que el cuerpo pueda producir suficiente de la hormona testosterona ya que el cuerpo del hombre utiliza el omega-3 como materia de construcción para la testosterona.

También para aumentar los niveles de testosterona, se deben consumir grasas saturadas como las del aceite de coco y de las carnes rojas, además de suplementar con los minerales magnesio y zinc.

---

[91] *Libro: El Derecho a la Sexualidad Masculina - Capítulo: Niveles Bajos de Testosterona • Episodio #1029 de MetabolismoTV - Construyendo la testosterona y el deseo sexual*

La Deshidratación y la Sexualidad del Hombre

La deshidratación agrava la impotencia sexual en los hombres. El sistema sexual de un hombre es un sistema hidráulico, es decir, que funciona con la presión del agua y en este caso, la sangre del cuerpo. Este sistema de presión es el que puede crear y mantener una erección. Beber suficiente agua evitará que la sangre esté demasiado espesa y que fluya con facilidad sin afectar la función sexual.

---

[92] *Libro: Metabolismo Ultra Poderoso - Capítulo: El Líquido de la Vida • Episodio #781 de MetabolismoTV - El agua y el sexo*

La Deshidratación y la Sexualidad de las Mujeres

La deshidratación reduce el deseo sexual de las mujeres. Si no se mantienen bien hidratadas tienen problemas con la actividad sexual porque empiezan a padecer de un exceso de resequedad vaginal que les hace la actividad sexual dolorosa e indeseable.

---

[93] *Libro: Metabolismo Ultra Poderoso - Capítulo: El Líquido de la Vida • Episodio #1759 de MetabolismoTV - Impotencia y frigidez por deshidratación*

Cómo Tomar Alcohol sin Afectar tu Sexualidad

Una pequeña cantidad de alcohol no será un problema para el cuerpo si tu cuerpo tiene suficientes abastos disponibles de los minerales alcalinos como calcio, magnesio y potasio. Ingerir bastantes vegetales y ensaladas en tus comidas ayudan a neutralizar el efecto ácido del alcohol, por lo que evitan cualquier posible daño a tu sexualidad.

---

[94] *Libro: El Derecho a la Sexualidad Masculina - Capítulo: El Alcohol y la Sexualidad • Episodio #1745 de MetabolismoTV - La verdad sobre el alcohol*

Evita la Margarina

Todas las margarinas tienen un alto contenido de ácidos grasos trans que son muy dañinos para la salud y reducen el metabolismo. Estudios reflejan que el uso de la margarina aumenta el colesterol y aumenta también la incidencia de problemas del corazón. Si quieres subir el metabolismo y adelgazar, evita la margarina y utiliza mantequilla.

---

[95] *Libro: Metabolismo Ultra Poderoso - Capítulo: Sustancias Enemigas al Metabolismo • Episodio #1952 de MetabolismoTV - Mantequilla o margarina*

Rompiendo Mitos Sobre las Vitaminas

Si una persona siente que le aumenta el hambre al tomar vitaminas, significa que el cuerpo estaba tan deficiente de vitaminas y minerales que el metabolismo se ha despertado y ahora las células del cuerpo piden alimentos para quemar.

---

[96] *Libro: Metabolismo Ultra Poderoso - Capítulo: Datos Falsos que Afectan tu Metabolismo • Episodio #300 de MetabolismoTV - Vitaminas o vitapobres*

Aumenta el Óxido Nítrico y el Desempeño Sexual Masculino

Para que el hombre pueda lograr una erección adecuada necesita producir una sustancia llamada óxido nítrico. Cuando existe una deficiencia de antioxidantes y un ambiente interno muy ácido, este óxido se destruye y resulta en una impotencia sexual. Algunas cosas que pueden ayudar a proteger y aumentar la producción de óxido nítrico son:

1. Suplementar con niacina (vitamina-B3) y ginkgo biloba.
2. Suplementar o consumir alimentos ricos en L-arginina, como los mariscos.
3. Aumentar el consumo de agua.
4. Uso del adaptógeno *rhodiola rosea*.

---

[97] *Libro: El Derecho a la Sexualidad Masculina - Capítulo: Deficiencias de Óxido Nítrico*

Elimina los Refrescos

Cuando consumimos refrescos carbonatados, regulares o de dieta, hacemos que el cuerpo se deshidrate. Aunque los refrescos estén marcados en su etiqueta como *sin azúcar*, *sugar-free*, *light*, *zero*, o *diet*, los refrescos contienen un ácido llamado ácido fosfórico, que es lo que nos causa el picorcito en la lengua cuando lo tomamos. Este ácido, como cualquier otro, reduce el oxígeno del cuerpo, reduciendo a su vez tu metabolismo. Con tan sólo eliminar los refrescos y sustituirlos por un alto contenido de agua verás cómo comienzas a adelgazar.

---

[98] *Libro: El Poder del Metabolismo - Capítulo: Deshidratación • Episodio #1066 de MetabolismoTV - Los refrescos no refrescan y te enferman*

Disfruta de los Jugos Correctamente

Si deseas tomar un jugo de fruta realmente natural, hecho en tu casa, puedes disfrutarlo en poca cantidad. Si lo endulzas con algo adicional, hazlo con estevia u otro endulzante natural, bajo en carbohidratos, y no con azúcar.

---

[99] *Libro: Metabolismo Ultra Poderoso - Capítulo: El Líquido de la Vida • Episodio #30 de MetabolismoTV - Opciones además del agua*

Aumenta el Consumo de Vegetales

Las personas que tienen un tipo de sistema nervioso excitado tienden a tener problemas de retención de líquidos y presión alta, por lo cual se benefician grandemente del potasio y el magnesio de una dieta abundante en vegetales.

---

[100] *Libro: El Poder del Metabolismo - Capítulo: Todos No Somos Iguales • Episodio #1140 de MetabolismoTV - Alta presión, causas y soluciones*

Metabolismo al Máximo

Si se acerca una boda, reunión o actividad en la que deseas adelgazar en un corto tiempo, existe una forma saludable de lograrlo.

Haz la Dieta 3x1 (bien pocos carbohidratos refinados). Toma una batida de proteína de *whey* como desayuno y añádele ½ cucharada (7.5 ml) de aceite de coco orgánico. Consume mucha agua en base al peso de tu cuerpo. Toma vitaminas potentes a diario. Prefiere consumir pollo, pavo o pescados blancos como proteínas. Evita los alimentos altos en grasa o las comidas fritas y come ensalada en todos los almuerzos y cenas. Toma uno o dos jugos de vegetales frescos al día. Elimina la soya, el trigo, el arroz, el maíz y la carne de cerdo. Haz ejercicio, como caminar, 3-4 veces por semana.

---

[101] *Libro: El Poder del Metabolismo - Capítulo: Aceleración al Máximo • Pregúntale a Frank #14 de MetabolismoTV - ¡Emergencia, necesito bajar de peso rápido!*

Monitorea tus Niveles de pH

Todo lo que se pudre se vuelve ácido. Los ácidos tienen que ver con la muerte y la descomposición. Sin embargo, la vida se relaciona a los estados de oxigenación que son ambientes alcalinos. La escala de pH mide la acidez o la alcalinidad de una sustancia o un líquido. El pH del cuerpo se puede medir con un medidor de pH, mojando con saliva la cinta de pH, lo que mostrará el pH interno de tu cuerpo. Mientras más oxígeno y menos ácido haya en tu cuerpo, mejor sexualidad podrás disfrutar.

---

[102] *Libro: El Derecho a la Sexualidad Masculina - Capítulo: El Alcohol y la Sexualidad • Episodio #1837 de MetabolismoTV - Lo que no sabías del pH de tu cuerpo*

Mineral Esencial para la Vida

Se estima que más del 80% de la población está deficiente de magnesio. Las deficiencias de magnesio son causadas por varios factores como el escaso consumo de vegetales y ensaladas, condiciones de estrés, algunos medicamentos, ejercicio severo, diabetes, problemas digestivos o exceso de calcio en la dieta. La deficiencia de este mineral puede causar bajos niveles de energía, baja tolerancia al estrés, dolores de cabeza, estreñimiento y osteoporosis, entre otros. El magnesio puede ser de gran ayuda para tu metabolismo y salud, especialmente cuando se acompaña con un estilo de vida saludable.

---

[103] *Libro: El Poder del Metabolismo - Capítulo: El Suplemento MagicMag • Episodio #1281 de MetabolismoTV - Magnesio al rescate*

Absorbe el Calcio

Debes saber que la asimilación del calcio es imposible para el cuerpo si falta el magnesio. El calcio que se ingiere y que no se logra asimilar se empieza a acumular en los tejidos, lo que produce una rigidez que puede aumentar la presión sanguínea por su efecto calcificante en las paredes de las arterias. Sin el magnesio no se puede aprovechar el calcio.

---

[104] *Libro: El Poder del Metabolismo - Capítulo: El Suplemento MagicMag • Episodio #1060 de MetabolismoTV - Calcio contra magnesio*

Aumenta la Comunicación en la Pareja

El aumento sustancial de la comunicación positiva con la pareja es parte de un estilo de vida saludable. Nada de críticas. Concéntrate estrictamente en observar las cosas buenas que tiene tu pareja y asegúrate de que se las mencionas.

---

[105] *Libro: El Derecho a la Sexualidad Masculina - Capítulo: La Comunicación con la Pareja • Episodio #1614 de MetabolismoTV - Las veinte características de la gente tóxica*

Cambio de Rutina con tu Pareja

Un cambio de ambiente, un reajuste en la rutina diaria o semanal en la pareja, proponer planes de nuevos pasatiempos en común y más privacidad como pareja puede traer un alivio que devuelva el interés y pleno disfrute de la sexualidad.

---

[106] *Libro: El Derecho a la Sexualidad Masculina - Capítulo: El Estrés Disminuye la Sexualidad • Episodio #1318 de MetabolismoTV - Técnicas avanzadas para combatir el estrés*

Disfruta una Copita de Vino

Una copa de vino tinto a diario pudiera ayudar a promover la sexualidad masculina por su efecto antioxidante. Pero el uso excesivo del alcohol definitivamente te robará tu sexualidad. Así que todo con moderación.

---

[107] *Libro: El Derecho a la Sexualidad Masculina - Capítulo: El Alcohol y la Sexualidad • Episodio #1745 de MetabolismoTV - La verdad sobre el alcohol*

Deja de Contar Calorías

Contar calorías no produce resultados permanentes. Tiende a causar una reducción en el metabolismo porque obliga a la glándula tiroides a reducir el ritmo del metabolismo y eso, eventualmente, resulta en un metabolismo lento que causa el famoso rebote donde la persona recupera el peso que perdió en la dieta, más algunas libras o kilos adicionales de peso.

---

[108] *Libro: El Derecho a la Sexualidad Masculina - Capítulo: La Dieta Correcta • Episodio #1087 de MetabolismoTV - La mentira de las calorías*

escanear

"Foreplay"[†]

Las acciones estimulantes antes del acto sexual como la comunicación sin palabras, las caricias y el contacto táctil que precede al acto sexual es de suma importancia tanto para el hombre como para la mujer, ya que establece el ambiente necesario y éxito en la expresión sexual.

[†] *"foreplay" es la palabra en inglés para los juegos previos o acciones estimulantes que llevan a cabo las parejas antes del acto sexual.*

---

[109] *Libro: El Derecho a la Sexualidad Masculina - Capítulo: La Comunicación con la Pareja • Episodio #1513 de MetabolismoTV - Restaurando la sexualidad*

Aceite de Coco para Blanquear los Dientes

Enjuagar tu boca con aceite de coco ayuda a tener encías fortalecidas. Simplemente se pone el aceite de coco en el cepillo de dientes en lugar de la crema dental y te cepillas como de costumbre. Algunas personas recomiendan mezclarlo con un poquito de bicarbonato de sodio para que tenga más textura de pasta de dientes y para que la acción blanqueadora sea doble.

---

[110] *Episodio #1449 de MetabolismoTV - Aceite de coco para tus dientes*

Evita la Soya

Debes saber que la soya tiene un alto contenido de ácido cítrico que es una sustancia que bloquea la absorción de minerales esenciales como el calcio, el magnesio, el cobre, el hierro y especialmente el zinc. La soya también contiene *goitrógenos* (bociógenos[†]) que bloquean la función de la tiroides.

[†] *bociógenos (goitrógenos): son sustancias que interfieren en la manera en que el organismo utiliza el yodo. Estos se encuentran presentes en algunos alimentos de origen vegetal, como la soya, entre otros.*

[111] *Libro: Metabolismo Ultra Poderoso - Capítulo: Sustancias Enemigas al Metabolismo • Episodio #1175 de MetabolismoTV - Desenmascarando la soya*

Toma Té Verde

El té verde es una sustancia maravillosa que tiene efectos antienvejecimiento, anticáncer y ayuda a adelgazar porque sube el metabolismo. Se recomienda el té matcha, que no es el té de bolsita. Es un té donde la hoja completa del té se muele y es el té más rico de todos, porque tiene todos los nutrientes.

---

[112] *Episodio #1517 de MetabolismoTV - Si no es café, es té*

Controla tus Antojos: Día Preparatorio

Existe un método, que consta de tres días, para cortar con los antojos por carbohidratos refinados y que los puedas ver sin sentir la sensación de quererlos devorar.

Día preparatorio:
Consume grandes cantidades de agua y reduce los carbohidratos refinados (Alimentos Tipo-E[†]) a ¼ parte de tu plato como en la Dieta 3x1.

[†] *Alimentos Tipo-E es la clasificación que le da Frank Suárez a los alimentos que ENGORDAN o los alimentos que son ENEMIGOS del control de la diabetes, como los carbohidratos refinados, pan, pizza, pasta, tortillas, arepas, plátano, papa, tubérculos, arroz, cereales, azúcar, dulces, chocolates, leche, casi todas las frutas, jugos de frutas, refrescos azucarados, entre otros.*

---

[113] *Libro: El Poder del Metabolismo - Capítulo: Rompiendo el Vicio • Súper Ayuda #168 de MetabolismoTV - Cómo romper la adicción con los carbohidratos*

Controla tus Antojos: Retiro Total

Por 48 horas (dos días) vas a comer solamente carnes, quesos y huevos, o combinaciones de ellos, según tu tipo de sistema nervioso. Por ejemplo, un omelet de huevos con queso blanco y salchichas de pollo para los excitados. Mientras tanto, para los pasivos, pollo envuelto en tiras de tocino con queso cheddar. Son dos días de pura proteína, sin límite de cantidad.

Durante esa retirada total se busca romper con los antojos, quitándole al cuerpo todas las fuentes de carbohidratos. El consumo de mucha agua, en todo momento es vital.

---

[114] *Libro: El Poder del Metabolismo - Capítulo: Rompiendo el Vicio • Episodio #1382 de MetabolismoTV - ¿Cómo romper una adicción y mantenerse libre?*

escanear

Come el Huevo Completo

Se ha descubierto que el huevo sube el colesterol bueno HDL y que ayuda a bajar el colesterol malo LDL. El huevo completo es una proteína perfecta. Por un lado, la clara de huevo contiene proteínas y colágeno, pero donde están todos los nutrientes es en la yema. Algunos de estos nutrientes son el ácido fólico, vitaminas A, B2, B5, B12, fósforo, selenio y colina, entre otros.

---

[115] *Episodio #1280 de MetabolismoTV - Evitar la Yema de Huevo*

Cómo Consumir Bebidas Alcohólicas

Cuando se hace en pequeñas cantidades puede ser aceptable. Si quieres consumir alcohol debes hacerlo de forma muy moderada sin mezclarlo con jugos dulces o refrescos. Una copa de vino tinto o blanco, un trago de whisky, vodka, ron, tequila u otro alcohol con agua mineral carbonatada, incluso una cerveza, sería tolerable. Las bebidas dulces y los cordiales para después de las comidas tienen demasiada azúcar. Asegúrate de beber mucha agua antes y después del consumo de alcohol. Pero si realmente quieres mejorar tu metabolismo y alcanzar tu meta deberías considerar abstenerte del alcohol hasta que lo logres.

---

[116] *Libro: Metabolismo Ultra Poderoso - Capítulo: El Líquido de la Vida • Episodio #1179 de MetabolismoTV - El alcohol no te ayuda*

Evita el Jarabe de Maíz de Alta Fructosa

El único órgano del cuerpo que puede utilizar la fructosa es el hígado, el cual convierte la fructosa en ácido úrico, que es la causa de artritis, gota, triglicéridos altos y una serie de otras sustancias inflamatorias que empiezan a dañar las paredes de las arterias y los riñones. La fructosa, que es la causa principal del hígado graso, es el azúcar de las frutas y ciertos vegetales.

El jarabe de maíz de alta fructosa (*high fructose corn syrup*), es un endulzante derivado de este tipo de azúcar y lamentablemente se encuentra en la gran mayoría de los alimentos procesados, en cajitas y enlatados. Evítalo leyendo las etiquetas.

---

[117] *Libro: Metabolismo Ultra Poderoso - Capítulo: Sustancias Enemigas al Metabolismo • Episodio #71 de MetabolismoTV – El sirope de maíz (HFCS) y cómo engorda*

Protege y Cura tu Piel de Quemaduras

La miel es muy beneficiosa. Ayuda para las quemaduras, es un alimento con propiedades antibacterianas y antifúngicas, incluso tiene una flora interna que es muy beneficiosa para sanar la piel. El otro agente natural que ayuda con las quemaduras es la sábila. La sábila también es antibacteriana y antihongos, pero además es antiinflamatoria. Otro beneficio que tiene la sábila es que contiene unas sustancias que promueven la creación del colágeno lo que ayuda a crear piel y sanar en menor tiempo.

---

[118] *Episodio #1998 de MetabolismoTV - Lo mejor para quemaduras en la piel*

escanear

Bebida Deportiva Perfecta

La bebida perfecta y sin excesos de azúcar es el agua de coco natural (no procesada, ni embotellada). El agua de coco logra suplir todo lo que el cuerpo necesita para mejorar el ejercicio. El agua de coco tiene los siguientes beneficios:

1. Es rica en vitaminas, minerales, zinc, selenio, yodo, azufre y manganeso.
2. Está llena de aminoácidos, enzimas y antioxidantes.
3. Contiene electrolitos naturales como potasio y magnesio.
4. Tiene un bajo nivel de azúcar.
5. Contiene citoquininas (hormonas de la planta que tienen un efecto antienvejecimiento).
6. Es alcalinizante y antiinflamatoria.

---

[119] *Episodio #1996 de MetabolismoTV - La bebida deportiva perfecta*

Suplementa con Zinc

El mineral zinc está relacionado con la protección del sistema inmune, con mejorar la función sexual en los hombres y con evitar el cáncer de próstata. La deficiencia de zinc también causa depresión y además resistencia a la insulina, lo cual engorda y descontrola la diabetes.

---

[120] *Libro: Metabolismo Ultra Poderoso - Capítulo: Sustancias Enemigas al Metabolismo • Episodio #901 de MetabolismoTV – Deficiencias nutricionales y enfermedades*

El Ejercicio y la Sexualidad

El ejercicio moderado está relacionado con la calidad sexual o vida sexual que una persona puede tener. En el caso de la mujer, el ejercicio aumenta su disposición o interés sexual y activa más la libido. Mientras que en los hombres aumenta su función sexual. Sin embargo, el ejercicio extremo puede afectar negativamente la sexualidad de los hombres. Si cuando haces ejercicio, no puedes recobrar la respiración en cinco minutos, deberás bajar la intensidad.

[121] *Episodio #1544 de MetabolismoTV - El ejercicio mejora la sexualidad*

Puedes Comer Huevo Todos los Días

Se ha descubierto que el huevo reduce la incidencia de arteriosclerosis y derrames cerebrales. También se demostró que consumir tres huevos al día hace que el colesterol bueno suba a niveles saludables y el colesterol malo baje o permanezca igual, al combinar el consumo de huevos con una dieta baja en carbohidratos.

---

[122] *Libro: Metabolismo Ultra Poderoso - Capítulo: Datos Falsos que Afectan su Metabolismo • Episodio #19 de MetabolismoTV – ¿Es malo comer huevos todos los días?*

Usa Mantequilla

La verdad es que consumir mantequilla es muy beneficioso. La mantequilla tiene un componente llamado ácido butírico el cual tiene un efecto medicinal sobre el cuerpo. El ácido butírico tiene varios beneficios, incluyendo ser anticáncer y antiinflamatorio principalmente para las células del intestino. Otro gran beneficio, al contrario de lo que podría pensarse, es que la mantequilla ayuda a reducir los triglicéridos y el colesterol. Entre más natural y menos homogeneizada sea la mantequilla, mejor.

---

[123] *Episodio #722 de MetabolismoTV - Las Mentiras sobre la mantequilla*

Baño de Agua de Mar

El agua de mar de por sí es muy curativa. Ésta contiene 78 minerales, como por ejemplo el yodo que es antibacteriano y antiviral. Un baño de agua de mar puede ayudar dramáticamente a sanar una herida, mejorar una inflamación resistente o desintoxicar tu cuerpo.

---

[124] *Episodio #424 de MetabolismoTV - El agua de mar es curativa*

Evita el Aspartame

Esta sustancia es muy dañina para el metabolismo y la salud. Muchos alimentos que dicen ser libres de azúcar están endulzados con esta sustancia como gelatinas, yogures y por supuesto los refrescos de dieta. Puede que sean libres de calorías, pero no libres de consecuencias.

---

[125] *Libro: Metabolismo Ultra Poderoso - Capítulo: Sustancias Enemigas al Metabolismo • Episodio #29 de MetabolismoTV - Endulzadores artificiales*

El Cuarteto Mortal

Existen cuatro condiciones que, si padeces de éstas de forma simultánea, deberás tomar acciones inmediatas.

1. La obesidad abdominal (barriga)
2. Los triglicéridos altos
3. La presión alta
4. La resistencia a la insulina

La causa primaria de estas condiciones es la dieta alta en carbohidratos refinados. Comienza a hacer la Dieta 3x1, reduciendo los carbohidratos a ¼ parte de tu plato para comenzar a revertir este lamentable estado del cuerpo.

---

[126] *Libro: Diabetes Sin Problemas - Capítulo: El Cuarteto Mortal • Episodio de MetabolismoTV - El cuarteto mortal*

No Comprometas tus Vacaciones

Está demostrado que mientras más vacaciones hace una persona durante su vida de trabajo, menos riesgos tiene de padecer de enfermedades metabólicas como la presión alta. Así que tomar vacaciones no sólo es un momento para descansar, sino que mejora tu salud y extiende la vida. ¡Empaca tus maletas!

---

[127] *Episodio #1802 de MetabolismoTV - El efecto de las vacaciones en tu corazón*

Escoge el Mejor Café

El café más saludable para el cuerpo es el de tueste oscuro y orgánico. Procura no mezclarlo con nada. Este tipo de café ayuda significativamente a la pérdida de peso más que otros tuestes de café.

---

[128] *Episodio #1995 de MetabolismoTV - El café que debes escoger*

Adelgaza Cambiando tu Forma de Pensar

Haz el compromiso de cambiar tu forma de pensar. No es que estás a dieta, es que estás teniendo un estilo de vida saludable. La meta es recobrar tu metabolismo y adoptar un estilo de vida basado en la lógica y el sentido común. Un estilo de vida siempre es más valioso que cualquier dieta.

---

[129] *Curso de UNIMETAB - Básicos del Metabolismo • Episodio #416 de MetabolismoTV - La mente lo controla todo*

Rompe la Resistencia al Agua

Al momento de empezar a tomar los vasos de agua que necesita tu cuerpo, comienza de forma gradual. El cuerpo se acostumbra a lo que tú haces con él. Al cuerpo de una persona que no está acostumbrada a beber agua, ni siquiera le da sed. No hay forma de recuperar el metabolismo ni la salud, si no tomas suficiente agua. Un cuerpo que no está acostumbrado a tomar agua puede, en principio, sentir ganas de vomitar. Comienza a tomar agua poco a poco, hasta que logres completar los vasos de agua que te tocan al día. Una vez acostumbres a tu cuerpo a beber agua, verás que el mismo cuerpo te la comienza a pedir.

---

[130] *Curso de UNIMETAB - Básicos del Metabolismo • Episodio #1809 de MetabolismoTV - No tolero tomar tanta agua*

Moderación con el Queso

El queso contiene calcio, que es un mineral excitante. Comer demasiado queso tiene un efecto estimulante sobre el sistema nervioso excitado, lo que te causa estrés y te engorda.

---

[131] *Curso de UNIMETAB - Ayudas del Metabolismo para Vencer la Grasa Abdominal • Episodio #462 de MetabolismoTV - Queso ¿cremoso o descremado?*

Cuidado con las Purinas

Los alimentos altos en purinas son excitantes. Las purinas son sustancias naturales que existen dentro de algunos alimentos y tienen un efecto muy excitante al sistema nervioso excitado. Algunos alimentos que contienen purinas lo son el pulpo, camarones, anchoas, setas, champiñones, y los espárragos, entre otros.

---

[132] *Curso de UNIMETAB - Ayudas del Metabolismo para Vencer la Grasa Abdominal • Episodio #603 de MetabolismoTV - ¿Con purinas o sin purinas?*

Elimina el Estrés Nutricional

Cuando controlas el estrés y todas las fuentes de estrés, el problema de la tiroides y los nódulos se resuelve. Como parte del control del estrés se deben eliminar los alimentos agresores, limpiar el hongo *candida albicans*, arreglar la calidad de sueño, tener una buena hidratación y llevar la Dieta 3x1. Todas estas acciones, más la suplementación con vitaminas completas, con nutrientes como el selenio, reducen todo el estrés a la tiroides. Luego de controlar todos estos factores, finalmente se introduce la suplementación con yodo y los nódulos se romperán solos.

---

[133] *Curso de UNIMETAB - Tiroides: Problemas y Soluciones • Episodio de MetabolismoTV – Tres formas de ayudar su tiroides*

Lacta y Reduce la Cintura

Dar el pecho por más de seis meses reduce la circunferencia de la cintura hasta diez años después del nacimiento del bebé. Además de que ayuda a las madres a tener 40% menos riesgo de problemas cardiovasculares.

---

[134] *Episodio #1646 de MetabolismoTV - Leche para el bebé y cintura para mamá*

Mide tu Calidad de Vida

Conocer el índice de cintura a cadera predice cuán saludable es una persona. Solamente necesitas una cinta de medir y una calculadora. En centímetros, vas a medir tu cintura (después de la última costilla) y tu cadera, luego vas a hacer una división de estos dos datos (cintura/cadera) para obtener los resultados. En el caso de los hombres, el resultado ideal debe ser de .80 y, en el caso de la mujer, el resultado debe ser de .70. El punto de peligrosidad en los hombres es de 1.5, mientras que en la mujer es de 1.0.

---

[135] *Episodio #1302 de MetabolismoTV - Midiendo cuántos años vas a durar*

Aprende a Identificar un Huevo Fresco

Llena un envase transparente con agua y, cuidadosamente, sumerge el huevo. Si el huevo es fresco quedará horizontalmente acostado en el envase. Cuando el huevo no es tan fresco, la proteína comienza a descomponerse y el huevo se llena de gases, por lo tanto, cuando sumerges el huevo y no está fresco, va a quedar levemente levantado. Si el huevo flota, o sea que no toca el fondo, no lo comas porque ese huevo ya está dañado. Otra forma de identificarlo es con el color de su yema. Un huevo fresco es de color más intenso que el que no es tan fresco. También puedes identificarlo por su clara. Un huevo fresco tiene una clara más consistente que el que no lo es.

---

[136] *Episodio #1331 de MetabolismoTV - ¿Cómo identificar un huevo fresco?*

Incompatibilidad de Alimentos

Existen alimentos que no deberían mezclarse al momento de comer, como decir las frutas y los quesos. Los vegetales, en general, combinan bien con las carnes, huevos y quesos, pero las frutas se fermentan cuando se les combina con proteínas como carne, queso o huevo. Todo lo que se fermente durante la digestión producirá gases. Además, los alimentos que se fermentan durante la digestión no pueden ser utilizados por el cuerpo y tienden a reducir el metabolismo en vez de aumentarlo.

---

[137] *Libro: El Poder del Metabolismo - Capítulo: Mala Digestión • Episodio #265 de MetabolismoTV - Incompatibilidad de alimentos*

Solución al Dolor de Espalda Baja

Un poco más del 40% de las personas que tienen problemas con dolor en la espalda baja, y lo tratan con vitamina-B12, logran mejorar su dolor. La mejor forma de suplementar con B12 es usándola en su forma líquida, como mínimo, 5,000 mcg al día. Si la consigues en forma de tabletas sublinguales -que se disuelven debajo de la lengua- sigue las instrucciones del manufacturero. No existe una sobredosis de vitamina-B12, porque es soluble en agua. Toda la vitamina que se toma de más y el cuerpo no la necesita, la orina.

---

[138] *Súper Ayuda #98 de MetabolismoTV - Descubre una simple solución al dolor de espalda baja*

Evita las Hemorroides

Las hemorroides son una inflamación en el área del ano, parecidas a unas burbujas, que son muy dolorosas. La causa de esta condición tan incómoda es un sistema nervioso sobreexcitado. Cuando quieres resolver este problema, debes activar el sistema nervioso pasivo. Los minerales como el magnesio y potasio, una dieta baja en grasas y carnes rojas, y el consumo de jugos verdes activará el sistema nervioso pasivo que activa la circulación, aumenta la oxigenación y elimina la irritación que causan las hemorroides.

---

[139] *Episodio #1538 de MetabolismoTV - La cirugía para las hemorroides*

Soluciones para la Joroba

Los huesos son un tejido vivo y como cualquier cosa viva, se renueva. La vitamina-D controla la creación del hueso nuevo, por lo tanto, deberás verificar que tus niveles de vitamina-D sean de 40 a 50 ng/mL. También deberás evitar la hiperacidez, que se refiere a un cuerpo muy ácido, ya que ese ácido se come el hueso. Tres ayudas para evitar que una joroba continúe empeorando son:

1. Tomar jugos verdes. Son ricos en minerales alcalinos como potasio y magnesio.
2. Suplementar con potasio y magnesio.
3. Tomar el sol de manera moderada, en periodos de 10 a 15 minutos. El sol es una fuente natural de vitamina-D.

[140] *Episodio #2015 de MetabolismoTV - Causas de la joroba*

Combate la Artritis

El consumo de jengibre ayuda a reducir los síntomas de dolor e inflamación ocasionados por la artritis. Puedes utilizarlo en forma de suplemento en cápsulas o en un té.

---

[141] *Episodio #1876 de MetabolismoTV - Un alimento que puede mejorar tu artritis*

Evita las Canas

La hiperactivación del sistema nervioso excitado causa un agotamiento de las células madre que controlan o producen los melanocitos. Los melanocitos son las células que producen la melanina, que es lo que le da el color más oscuro a la piel o al cabello. Un cuerpo que está bajo graves fuentes de estrés hace que las células madre se agoten y eso pone el pelo blanco. Detecta y elimina todas tus fuentes de estrés. Suplementa con minerales tranquilizantes como potasio y magnesio. Haz ejercicios, respiraciones profundas y toma jugos verdes.

escanear

[142] *Episodio #1862 de MetabolismoTV - La causa del pelo blanco y las canas*

Pon Música para Dormir

Estudios han demostrado que el uso de música relajante puede ayudar a disminuir la ansiedad, el estrés, la irritabilidad, e incluso a combatir el insomnio. Aprovecha el valor tranquilizante de la música sobre el sistema nervioso. Si tú o tus niños están teniendo problemas para dormir, pon un poco de música suave.

---

[143] *Episodio #1684 de MetabolismoTV - Terapia de música relajante*

Bajando los Niveles de Insulina

Cuando hay un exceso de insulina, el cuerpo comienza a dar señales de aviso de futuros problemas. Algunas señales de niveles muy altos de insulina son verrugas, *acantosis nigricans* (piel del cuello o de las sienes oscuras), ovarios o senos poliquísticos y quistes en la tiroides. Pídele a tu médico hacerte la prueba de laboratorio de insulina en ayunas. Los niveles óptimos son de 2 ui/mL a 5 ui/mL. Si está entre 6 ui/mL a 9 ui/mL está casi bien. Si tiene 10 ui/mL o más ya está en problemas. El uso de picolinato de cromo junto a una dieta baja en carbohidratos refinados como la Dieta 3x1 y un estilo de vida saludable, te ayudará a bajar tus niveles de insulina.

Consulta con tu médico sobre las pruebas de laboratorio para medir los niveles de insulina en el cuerpo y evita confundirlos con la prueba de niveles de glucosa en sangre.

[144] *Episodio #1205 de MetabolismoTV - Señales en tu cuerpo de desbalance hormonal*

Reduciendo el Vello Facial en la Mujer

Cuando la mujer empieza a tener mucho vello facial, generalmente, es debido a una predominación de estrógeno que obliga al cuerpo a producir hormonas masculinas (andrógenos) para contrarrestar el estrógeno. La solución es usar una crema de progesterona natural para lograr un balance del sistema hormonal.

---

[145] *Libro: El Poder del Metabolismo - Capítulo: Las Hormonas en la Mujer • Episodio #1342 de MetabolismoTV - Barba y bigote en las mujeres*

Balancea tus Minerales

No hay nada malo con la sal, ni con el potasio, ni con el magnesio; lo que está mal es no tener balance entre ellos. Si tienes presión alta (hipertensión) tendrás que usar más magnesio y potasio para que entonces el cuerpo pueda regular el exceso de sal y todo se balancee. No es cuestión de dejar de comer sal nada más; tienes que darle magnesio y potasio a tu cuerpo.

Consulta con tu médico sobre qué tipo de potasio y cantidad es adecuada para ti si utilizas medicamentos para la presión alta.

[146] *Episodio #1222 de MetabolismoTV - Comer salado no es un pecado*

Logra Quedar Embarazada

Adelgaza. El exceso de grasa dificulta que puedas quedar fecundada (embarazada). Lleva una dieta correcta, mejora tu metabolismo, toma agua y ten un estilo de vida saludable.

• Cubre tus deficiencias de minerales. Sin minerales no hay vida. Todos esos minerales necesarios los encuentras en los jugos de vegetales.

• Limpia tu cuerpo de tóxicos, principalmente los producidos por el hongo *candida albicans*. Este hongo produce 78 tóxicos distintos y, entre más tóxicos, el cuerpo tendrá menos del oxígeno necesario para la vida. Haz una limpieza de hongos como la recomendada en el libro *El Poder del Metabolismo*.

• Tranquiliza tu sistema nervioso. Si el lado pasivo no está activo, no importa lo que hagas, se te dificultará quedar fecundada. Sigue los *Trucos para tranquilizar el Sistema Nervioso* que puedes ver en el episodio #1043 de MetabolismoTV.

---

[147] *Episodio #1688 de MetabolismoTV - Quiero embarazarme y no puedo*

Elimina la Grasa en Lugares Extraños

Toda esta grasa que se va acumulando fuera o lejos del torso, como en las pantorrillas, muslos o brazos, son los tóxicos del cuerpo. Una forma que el cuerpo tiene de protegerse de los tóxicos es tratando de almacenarlos lejos de los órganos vitales; los envuelve en grasa para impermeabilizarlos y protegerse.

Para eliminar la grasa de los lugares extraños, lo primero es ayudar al cuerpo haciendo la limpieza del hígado de la Dra. Hulda Clark, para que el hígado pueda hacer su trabajo de procesar los tóxicos más eficientemente y que el cuerpo no los tenga que encapsular en células de grasa, en lugares extraños.

[148] *Episodio #777 de MetabolismoTV - Grasa en sitios extraños*

Rejuvenece tu Piel

Las personas que suplementan su dieta con sábila básicamente tienen una mejoría dramática muy demostrable en sus arrugas y en la elasticidad de la piel.

---

[149] *Episodio #1591 de MetabolismoTV - Rejuvenece tu piel*

Ten Dulces Sueños

El guineo, banano o cambur tiene unas propiedades muy beneficiosas que están en su cáscara. Resulta que esta fruta está llena de magnesio y potasio, principalmente de magnesio, pero es un tipo de magnesio muy absorbible. Con la cáscara de esta fruta se hace un té que te puede ayudar a dormir y que es apto para toda la familia.

1. Toma la cáscara de medio banano. Importante, es sólo la cáscara.
2. Hierve la cáscara en una taza (240 ml) de agua y tan pronto comience a hervir, lo apagas.
3. Deje reposar por 10 a 15 minutos.
4. Remueve la cáscara y bébelo.

---

[150] *Episodio #1233 de MetabolismoTV - Un té milagroso para dormir*

Jarabe Natural para la Tos

La cebolla tiene propiedades antiinflamatorias y es mucolítica, o sea, que ayuda a romper la mucosa. Es ideal para los resfriados, la bronquitis y el asma. Para preparar un jarabe natural para la tos que funcione se necesitan dos ingredientes: cebolla y miel.

Receta:
- 6 onzas (170 g) de cebolla picada
- 8 cucharadas (120 ml) de miel
  Echa la cebolla picada con la miel en un envase y séllalo. Deja reposar la mezcla por 10 a 12 horas. Entonces, cuela la mezcla y vuélvela a envasar.

Dosis: 1 cucharadita (5 ml) de 3 a 4 veces al día.

---

[151] *Episodio #1949 de MetabolismoTV - Receta de jarabe natural para la tos*

Remedio Natural para la Fiebre

Cuando una persona adulta está teniendo fiebre haz que tome el sol. Haz que se vaya al patio, debajo de la luz solar, a trabajar o limpiar. Una vez llegue al punto de comenzar a sudar, llévalo dentro de la casa y cúbrelo con una manta. Esto lo que hace es que lo que ya estaba caliente, se ponga más caliente. No sólo estamos ayudando a producir vitamina-D, sino que también estamos ayudando a activar el sistema nervioso pasivo, que es el lado que trabaja con el sistema inmune del cuerpo.

---

[152] *Episodio # 1865 de MetabolismoTV - La cura indígena para la fiebre*

Vencer las Alergias

Las alergias respiratorias tienden a ocurrirle más a las personas con un sistema nervioso predominantemente pasivo. Si tuvieras una alergia en algún momento, haz ejercicio, consume café, usa calcio, magnesio, consume un poco de sal y automáticamente las alergias se empiezan a mejorar y verás que cada vez te dan menos.

---

[153] *Episodio #1207 de MetabolismoTV - ¿Cómo vencer una alergia?*

escanear

Ejercicio que Combate las Alergias a Alimentos

Detrás de cada alergia, lo que hay es un cuerpo lleno de tóxicos. Cuando el sistema inmune del cuerpo empieza a reaccionar ante ellos, se refleja en alergias. La basura del cuerpo, las bacterias muertas, las proteínas inservibles y todas las células que murieron por vejez, salen a través del sistema linfático. La solución principal es hacer el trampolín rebotador, al menos por diez minutos, forzando el sistema linfático a botar la basura y tóxicos. Eso, combinado con la suplementación de magnesio, potasio y jugos de vegetales -que son elementos que tranquilizan el sistema nervioso- promueven la circulación y facilitan el proceso de eliminación.

---

[154] *Episodio #1460 de MetabolismoTV - Lo que hay detrás de cada alergia*

Desintoxícate Según tu Sistema Nervioso

Desintoxicar el cuerpo es una de las cosas más importantes para evitar enfermedades y ayudar al cuerpo a recuperarse. Sin embargo, la desintoxicación no es igual para pasivos y excitados.

Desintoxicación para pasivos: Echa una taza (240 ml) de vinagre de cidra de manzana orgánico, en una bañera con agua caliente y reposa en el agua de 20 a 30 minutos.

Desintoxicación para excitados: Echa una taza (288 g) de bicarbonato de sodio y 1 taza (288 g) de sal de mar en una bañera con agua caliente y reposa en el agua de 20 a 30 minutos.

---

[155] *Episodio #1168 de MetabolismoTV - Desintoxicación para pasivos y excitados*

Date un Masaje

Diez minutos de masaje reduce la inflamación y causa regeneración muscular. Sin lugar a duda el masaje es muy terapéutico, sobre todo el masaje linfático. Los masajistas expertos que saben dar un masaje linfático logran mover tóxicos lejos del corazón, en la dirección correcta, para ayudar a vaciar el cuerpo de tóxicos y está demostrado que ayuda a prevenir un cáncer.

escanear

[156] *Episodio #1642 de MetabolismoTV - Terapia de masaje*

Escoge la Miel Correcta

La miel cruda es una miel que no ha sido ni calentada ni filtrada. La miel verdadera, la que realmente cura, no sube la glucosa, no engorda, sana las heridas, e incluso aumenta el sistema inmune y las defensas del cuerpo por su contenido de probióticos. La miel en su estado natural es bien oscura y no puedes ver a través de ella.

[157] *Episodio #1643 de MetabolismoTV - Dulce miel que cura*

Escoge Alimentos Orgánicos

Los pesticidas son sustancias diseñadas para matar insectos, hongos y bacterias, pero la realidad es que también matan las células del cuerpo. No basta con lavar los alimentos por fuera, pues se ha demostrado que muchos de estos pesticidas trabajan de forma integral, lo que quiere decir que se incorporan dentro del tejido del alimento. Así que cada vez que puedas escoger alimentos orgánicos, hazlo.

---

[158] *Episodio #1781 de MetabolismoTV - Una buena inversión la comida orgánica*

Repara el Daño de los Antibióticos

Los antibióticos son una bendición, pero también hacen daño. El antibiótico hace el trabajo de matar todas las bacterias, tanto las malas como las buenas. Después del uso del antibiótico, hay que tratar de restablecer la flora intestinal para rehabilitar el balance de bacterias buenas en el intestino. El consumo de prebióticos y probióticos naturales son ideales para restablecer la flora buena del intestino. El yogur y el kéfir, sobre todo casero, son una fuente rica en probióticos.

---

[159] *Episodio #1901 MetabolismoTV - Repara el daño de los antibióticos*

Escoge el Café Descafeinado Correcto

El café tiene muchos beneficios, pero si tu cuerpo reacciona de forma negativa al café, hay algo que debes saber sobre el café descafeinado. Para descafeinar el café lo tratan con químicos que resultan ser dañinos a la salud. Si quieres tener el disfrute del café, consigue un café descafeinado orgánico, producido con el método de agua.

---

[160] *Episodio #1322 de MetabolismoTV - Café, ¿regular o descafeinado?*

Combate la Anemia

Si suplementar con hierro no está resolviendo tu problema de anemia, debes saber que gran parte de las anemias son causadas por una infección de hongo *candida albicans*. Este hongo necesita hierro para sobrevivir y el error más grande que puede hacer una persona con anemia es suplementar con más hierro porque ahora el hongo toma fuerza y ataca más el cuerpo. Limpia tu cuerpo del exceso de hongo *candida albicans* y recupera tu salud.

---

[161] *Episodio #1071 de MetabolismoTV - La verdadera causa de la anemia*

Toma Agua Carbonatada

No hay ningún problema con el agua carbonatada. De hecho, es muy recomendable si la tomas con su poquito de limón, para que quede bien alcalina y ayudes a tu cuerpo a mejorar la absorción de los minerales, gracias al ácido cítrico que contiene el limón.

---

[162] *Episodio #711 de MetabolismoTV - El agua carbonatada*

Haz Ejercicios de Intervalos

Ningún ejercicio crea más musculatura que los ejercicios de intervalos. Este tipo de ejercicio, que es intenso y de corta duración, obliga al cuerpo a producir la hormona de crecimiento humana. Esta hormona crea músculos hasta por 24 horas después de haber hecho el ejercicio.

---

[163] *Episodio #523 de MetabolismoTV - ¿Cómo crear masa muscular?*

escanear

Evita los Calambres

La forma más fácil de evitar un calambre es tomando magnesio, ya que el magnesio relaja la musculatura. El magnesio no funciona solo, siempre debe estar acompañado de potasio. Ambos minerales, cuando se toman juntos, tienen un efecto relajante sobre el sistema nervioso que relaja la musculatura y mejoran el flujo de la sangre, evitando los calambres.

---

[164] *Episodio #1524 de MetabolismoTV - Dile adiós a los calambres*

Escoge Bien tus Productos de Belleza

La piel es un órgano vivo que absorbe todo a través de los poros, por lo que debes tener mucho cuidado con lo que te aplicas pues los tóxicos afectan el sistema nervioso, el sistema hormonal y hasta se puede terminar en un cáncer. Al momento de comprar cremas para la cara o la piel, asegúrate de leer la etiqueta y de que no tenga estos dos ingredientes tóxicos para el cuerpo: ni parabenos[†], ni ftalatos[††].

[†] *parabenos: químicos comúnmente utilizados para preservar productos cosméticos y de cuidado personal.*
[††] *ftalatos: sustancias químicas que se usan para ablandar los plásticos rígidos utilizados en una amplia gama de productos industriales y de consumo.*

---

[165] *Episodio #1109 de MetabolismoTV - Cremas antiarrugas que provocan cáncer*

Toma el Magnesio a la Hora Correcta

Si tomas magnesio y te está causando el efecto de levantarte en las noches, tómatelo a las seis de la tarde o más temprano. De esa forma todavía tu cuerpo puede digerir mejor y te dará los beneficios que mereces tener.

---

[166] *Episodio #1033 de MetabolismoTV - Magnesio a la hora correcta*

Escoge el Mejor Magnesio

El magnesio es un mineral y los minerales, para que puedan ser absorbidos dentro del cuerpo, necesitan ácido. Por lo tanto, la combinación de magnesio con citrato, que es ácido cítrico, hace el citrato de magnesio, el mejor tipo de magnesio, sin lugar a duda.

---

[167] *Episodio #1395 de MetabolismoTV - El mejor tipo de magnesio*

Cambia tu Estilo de Vida

La genética es lo que tú heredaste; una inclinación, que pudieras manifestar. El que lo hayas heredado genéticamente no quiere decir que necesariamente te va a pasar o lo vas a padecer. Puedes evitar que se manifiesten las inclinaciones de padecimientos que heredaste si trabajas con tu estilo de vida.

---

[168] *Episodio #1423 de MetabolismoTV - El factor hereditario*

Toma Agua

Los únicos tres tipos de alimentos que existen en el planeta tierra son las grasas, las proteínas y los carbohidratos. De estos tres tipos de alimentos, sólo los carbohidratos contienen agua. Es por esto por lo que cuando no consumes suficiente agua y estás deshidratado, tu cuerpo te va a pedir carbohidratos.

Por lo tanto, asegúrate de que estás tomando los vasos de agua que te tocan al día para que puedas distinguir si realmente tienes hambre o simplemente estás deshidratado.

---

[169] *Episodio #1734 de MetabolismoTV - Falta de agua y adicción a los carbohidratos*

Escoge Bien tu Lápiz Labial

Hay muchísimos químicos que son reconocidos como tóxicos que, sin embargo, son aprobados para uso dentro del lápiz labial. Uno de ellos es el metilparabeno, conocido por su número de clasificación E218 y el otro es el propilparabeno (E216). Estos dos químicos lo contienen casi todos los labiales, aunque son dos sustancias que no se permiten en los alimentos.

---

[170] *Episodio #1884 de MetabolismoTV - Belleza que puede ser tóxica*

Escoge el Desodorante Correcto

Cuando vayas a utilizar un desodorante o un antiperspirante, asegúrate de leer la etiqueta y observar que no contenga ninguno de los cuatro tóxicos principales:

- aluminio
- parabenos
- ftalatos
- triclosán

---

[171] *Episodio #1118 de MetabolismoTV - Antiperspirantes y desodorantes tóxicos*

Evita los Labios Resecos

La boca seca viene, principalmente, por la deshidratación; la deshidratación es acumulativa. Cuando se está bien deshidratado se produce una hormona llamada vasopresina. Esta hormona presiona los vasos sanguíneos y cuando eso sucede no deja pasar el agua, que ya está escasa, a las mucosas como las de la boca y entonces la boca se siente súper reseca. La otra razón por la cual la boca está muy reseca es por la glucosa alta.

---

[172] *Episodio #1191 de MetabolismoTV - Siempre tengo la boca seca*

Duerme Bien y Adelgaza

No dormir bien causa una reducción de 18% en la producción de la hormona leptina, que es la hormona que controla el apetito y reduce el hambre. La falta de sueño reparador también causa un aumento de 28% en la producción de la hormona ghrelina, que es una hormona que te causa hambre desesperante, específicamente, por los carbohidratos refinados.

---

[173] *Libro: Diabetes Sin Problemas - Capítulo: Mal Dormir Equivale a Mal Control de la Diabetes • Episodio #1928 de MetabolismoTV - Falta de sueño que engorda*

escanear

Monitorea tu Glucosa en Ayunas

Un nivel normal de glucosa al amanecer debe estar entre 75 y 85 mg/dL. Si amaneces con una glucosa más alta de estos rangos, deberás observar qué estás comiendo en tu última comida del día anterior. Es posible que hayas consumido un exceso de carbohidratos refinados o un alimento agresor.

Importante: Si tu glucosa en sangre está constantemente por encima de 110 mg/dL, te sugerimos que consultes con tu médico.

---

[174] *Episodio #871 de MetabolismoTV - ¿Por qué sube la glucosa al amanecer?*

Evita los Altos Niveles de Glucosa

Los altos niveles de glucosa, aunque se traten de reducir artificialmente con medicamentos, le harán daño al cuerpo. La glucosa que no se usa por las células se descompone y se fermenta cuando no hay oxígeno presente, que es el caso de las personas que no ingieren suficiente agua diariamente.

---

[175] *Libro: Diabetes Sin Problemas - Capítulo: Mucha Azúcar y Poca Agua • Episodio en vivo de MetabolismoTV con Frank Suárez - La verdadera "diabetes controlada"*

Aprendiendo a Tomar Agua

Las personas que casi no toman agua tienen la vejiga urinaria deshidratada (reseca) y se les ha reducido la capacidad de retención de agua como parte del proceso de adaptación de su cuerpo. Es por eso por lo que cuando comiences a beber suficiente agua irás más veces al baño. La buena noticia es que, aproximadamente, a las tres semanas de haber comenzado ya no tendrás que ir tan a menudo al baño.

---

[176] *Libro: Diabetes Sin Problemas - Capítulo: Mucha Azúcar y Poca Agua*

Entiende el Mensaje de tu Orina

El color de tu orina te dice cuán deshidratado está tu cuerpo. La orina de una persona cuyo cuerpo está deshidratado es bien amarillenta y con un fuerte olor a amoniaco.

---

[177] *Libro: Diabetes Sin Problemas - Capítulo: Mucha Azúcar y Poca Agua • Episodio #6 de MetabolismoTV - Agua por un tubo y siete llaves*

Evita el Mal Aliento

Las personas que están deshidratadas empiezan a tener problemas de mal aliento, porque el cuerpo tiene una capacidad reducida de eliminar sus desechos por falta de agua para la orina y la defecación. A esto se le suma que, durante el proceso de adelgazar, las células de grasa liberan los tóxicos que tenían encapsulados al romperse, lo que contribuye a los malos olores.

La solución es tomar el agua que necesitas en base al peso de tu cuerpo para impulsar la eliminación de los tóxicos que causan malos olores y mal aliento. Otras ayudas son ingerir bicarbonato de sodio con agua o tomar cápsulas de clorofila, para apoyar la eliminación de estas toxinas.

---

[178] *Libro: Diabetes Sin Problemas - Capítulo: Mucha Azúcar y Poca Agua • Episodio #978 de MetabolismoTV - Mal aliento, malos olores corporales*

No te Dejes Atrapar

Las endorfinas son sustancias químicas que crean en nuestro cuerpo una sensación de felicidad y bienestar momentáneo. El consumo de azúcar y de los carbohidratos refinados provoca que el cerebro produzca una mayor cantidad de betaendorfinas, lo cual termina por crear una adicción que agrava la obesidad.

---

[179] *Libro: Diabetes Sin Problemas - Capítulo: Carbohidratos Refinados: Muchos y Adictivos • Episodio de MetabolismoTV - Atrapados de una adicción*

Prepara tu Propio Pan

Prepara tu propio pan bajo en carbohidratos y disfruta de comer pan sin remordimiento.

Ingredientes:
- 2¼ tazas (270 g) de harina de almendras
- ¼ taza (36 g) de semillas de linaza
- ½ cucharadita (2.8 g) de bicarbonato de sodio
- ½ cucharadita (2.8 g) de sal de mar (con textura fina)
- 5 huevos
- 1½ cucharadas (22.5 ml) de aceite de coco o mantequilla derretida
- 1 cucharada (15 ml) de aceite de oliva
- 1 cucharada (15 ml) de vinagre de manzana
- 1 cucharada (12 g) de endulzante natural, bajo en carbohidratos (opcional)
- ½ cucharadita (1.5 g) de hojas de tomillo fresco (*thyme*)

- ½ cucharadita (1.5 g) de romero fresco, finamente picado

Procedimiento:
1. Precalienta el horno a 350°F (176°C).
2. En un procesador de alimentos, combina los ingredientes secos hasta que estén bien mezclados.
3. Añade al procesador los ingredientes húmedos y mézclalos bien por unos 20 segundos.
4. Raspa los bordes (para que todo se mezcle bien) y añade las hierbas. Mezcla las hierbas con una espátula. La masa será como una pasta muy espesa.
5. Vierte la masa en un molde para pan engrasado de 9"x5".
6. Hornea a 350°F (176°C) durante 30 a 35 minutos, o hasta que un palillo salga limpio del centro.
7. Deja enfriar en el molde durante 30 minutos antes de servir.

---

[180] *Recetas 'Come y Adelgaza' de MetabolismoTV - Receta de desayuno, pan de almendras Tipo-A*

Consume Maca

La raíz maca, científicamente llamada *Lepidium meyenii*, es un tubérculo similar a un rábano, reconocido por sus beneficios como el aumento de la energía, mejor rendimiento físico y mental, y apoyo a la función sexual y a la fertilidad. Esta raíz adaptógena ayuda con los problemas de frigidez y estabiliza el sistema hormonal en la mujer. En el caso de los hombres mejora la motilidad, el movimiento del esperma, la virilidad y le da mucha fuerza.

Utiliza maca en polvo en tus batidos, comenzando con una cucharada (8 g) hasta llegar a tres cucharadas (24 g), viendo cómo reacciona tu cuerpo. Lo bueno que tiene es que es un tipo de suplemento natural que no toca el sistema nervioso y trabaja a nivel de las células.

---

[181] *Episodio #1513 de MetabolismoTV - Restaurando la sexualidad*

¡A Sudar!

Uno de los signos más prometedores de que una persona está recuperando su metabolismo es que empieza a sudar. Si su cuerpo no suda es porque está bien deshidratado. Toda persona bien deshidratada no suda porque el cuerpo va a reservar el agua para sus necesidades más vitales y no dejará que se vaya por el sudor.

---

[182] *Episodio #841 de MetabolismoTV - No puedo sudar*

Hazte una Prueba de Laboratorio de Seguimiento

Cuando la prolactina está alta significa que el cuerpo se está preparando para producir leche. No es normal que una persona que no está lactando tenga la prolactina alta. Tener la prolactina alta es señal de que algo extraño está pasando en el sistema nervioso. Estudios han revelado que el estrés, la falta de magnesio y la deficiencia de zinc crea una alta producción de prolactina.

---

[183] *Episodio #1964 de MetabolismoTV - Riesgos de la prolactina alta*

Practica la Aromaterapia

La aromaterapia tiene una influencia positiva sobre el sistema nervioso. Añade algunas gotas de aceite esencial en un difusor o huele directamente para recibir rápidamente los efectos de los aceites esenciales.

1. Lavanda. Reduce la ansiedad, mejora la calidad de sueño y es calmante.
2. Incienso. Promueve la relajación, es muy calmante y anticáncer.
3. Ylang-ylang. Reduce la presión arterial, combate el insomnio, mejora la circulación y es afrodisiaco.

Asegúrate de leer las etiquetas y seleccionar aceites esenciales naturales y de alta pureza, antes de aplicarlos sobre tu piel o disfrutar de su aroma.

[184] *Episodio #2005 de MetabolismoTV - La influencia del aroma*

Suplemento para la Resistencia a la Insulina

El picolinato de cromo ayuda a combatir la resistencia a la insulina. Lo que hace es que logra que las paredes de las células se sensibilicen y respondan a la insulina, para que pueda hacer su trabajo de permitir la entrada de la glucosa dentro de la célula. Esto logra que la persona pueda producir ATP y con esa energía pueda adelgazar.

---

[185] *Episodio #271 de MetabolismoTV - Picolinato de cromo*

Suplementa tu Cuerpo con Vitamina-B2

La vitamina-B2, cuyo nombre verdadero es riboflavina, tiene un efecto muy importante dentro del metabolismo. Cuando hay una deficiencia de riboflavina se comienzan a partir los labios por los costados, a tener demasiada sensibilidad a la luz y hasta experimentar fatiga en los ojos. La vitamina-B2 trabaja en combinación con la B6. Otro dato es que la riboflavina es una vitamina que tiene un colorante natural amarillo fosforescente lo que hace que cambie el color de tu orina cuando ingieres vitaminas.

---

[186] *Episodio #948 de MetabolismoTV - ¿Por qué las vitaminas ponen la orina amarilla?*

Evita Mezclar con la Toronja

Si estás tomando medicamentos para el colesterol, deberás evitar la toronja. La toronja o pomelo contiene una sustancia que se llama furanocumarina, un tipo de sustancia tóxica que tiene la toronja para protegerse de forma natural de los insectos. La interacción de esta sustancia de la toronja con los medicamentos para el colesterol tiene un efecto negativo en el cuerpo.

---

[187] *Episodio #947 de MetabolismoTV - Cuidado con la toronja y los medicamentos*

No Estés Fatigado

El problema de síndrome de fatiga crónica es un problema de daño en la capacidad creadora de energía de la mitocondria en las células. Cuando se ayuda al cuerpo con jugos de vegetales, CoQ10, ácido alfa lipoico, vitamina-E, resveratrol, y N-acetil L-carnitina, se logra desintoxicar y recuperar el cuerpo.

---

[188] *Episodio #1327 de MetabolismoTV - El síndrome de fatiga crónica*

Consume Vitamina-E

Se necesita suficiente vitamina-E para que el metabolismo pueda funcionar bien. La vitamina-E tiene una función específica en la utilización del oxígeno, que es la base de la creación de energía. La vitamina-E es un súper antioxidante importante para la salud cardiovascular. Existen distintas clases de vitamina-E, la natural y la sintética, pero la más recomendada es la natural. Los alimentos que más proveen vitamina-E de forma natural son la espinaca, el aguacate, las almendras y las semillas de girasol.

---

[189] *Episodio #1924 de MetabolismoTV - Vitamina-E y el oxígeno celular*

No Maltrates tu Hígado

El acetaminofén o paracetamol, que se distribuye bajo marcas como *Tylenol*, *Panadol*, y *Efferalgan*, entre otras, es una droga que se vende sin receta y causa más fallos crónicos al hígado que todos los otros medicamentos juntos. También se ha descubierto que el acetaminofén causa un riesgo alto de cáncer en los senos.

---

[190] *Libro: Diabetes Sin Problemas - Capítulo: Sustancias que nos Perjudican • Episodio #1303 de MetabolismoTV - Remedio para el dolor de cabeza que puede ser mortal*

Reduce los Triglicéridos

Los altos niveles de triglicéridos y de colesterol en la sangre no tienen nada que ver con un consumo de grasas o colesterol. Sólo tienes que aumentar el consumo de carbohidratos refinados y verás subir tanto los triglicéridos como el colesterol, porque tu hígado los produce cuando abusas de la ingesta de carbohidratos.

---

[191] *Libro: Diabetes Sin Problemas - Capítulo: Sobre la Dieta, el Colesterol y los Triglicéridos • Episodio #1880 de MetabolismoTV - No bajan los triglicéridos ni el colesterol*

Reduce la Fructosa

La fructosa es un tipo de azúcar que se llama así porque viene de las frutas. Este tipo de azúcar no te ayuda a adelgazar. La fructosa es distinta a todas las otras azúcares porque solamente la procesa el hígado. Cuando ingieres jugo de frutas, la fructosa va directo al hígado y ahí se convierte en grasa, lo que también es una de las fuentes principales de los triglicéridos altos. La fructosa, además de engordar, es la comida principal del hongo *candida albicans*. Evita o reduce el consumo de jugos de frutas, aunque sean hechos caseramente o 100% naturales.

[192] *Episodio #1594 de MetabolismoTV - No a los jugos de fruta*

Dile Sí al Apio

El apio (*celery*) contiene una sustancia llamada apigenina que aporta increíbles beneficios a la salud del cuerpo. La apigenina pudiera ayudarte a relajar o calmarte, mejorar tu calidad de sueño y reducir la inflamación resultante del ejercicio. Prepara un jugo con 6 a 8 tallos de apio en un extractor de jugos para obtener todos estos beneficios. Otros alimentos que también contienen apigenina lo son la camomila o manzanilla y el perejil.

---

[193] *Episodio #1941 de MetabolismoTV - La verdad sobre el détox del apio*

Mejor Tómalos

Existe una diferencia entre comer los vegetales y tomarlos en un jugo; es una cuestión de absorción. Si tienes problemas para digerir cuando los comes, no podrás absorber los nutrientes de forma efectiva ni beneficiarte de los efectos tranquilizantes de estos alimentos. Por el contrario, cuando los tomas en forma de jugo, frescos y extraídos al momento, obtienes todo el potasio y magnesio de forma biodisponible, o sea, de fácil absorción.

---

[194] *Episodio #221 de MetabolismoTV - Diferencia entre consumir vegetales y tomarlos en jugo*

Cura de Aceite y Queso

La cura del aceite y queso fue diseñada por la doctora Johanna Budwig, científica alemana y nominada al premio Nobel siete veces. El propósito de esta cura es ayudar a las personas que necesitan desintoxicar el cuerpo con una mezcla de ingredientes que realmente penetran las células y arreglan el metabolismo para aumentar la energía del cuerpo y ayudarlo a combatir el cáncer. Se necesitan los siguientes ingredientes: dos cucharadas (30 ml) de aceite de lino (prensado en frío) y cuatro cucharadas (60 ml) de requesón o queso cottage. Puedes usar una licuadora para mezclar bien y que quede una mezcla homogénea. Esta dosis sirve para un cuerpo de 100 libras (45 kg). Si por ejemplo pesas 200 libras (90 kg), prepara una dosis doble. No excedas de ocho cucharadas (120 ml) de lino al día.

---

[195] *Episodio #1439 de MetabolismoTV - Preparando y usando la cura milagrosa*

Edúcate Sobre el Ayuno Intermitente

El ayuno intermitente te extiende la vida, te rejuvenece, te fortalece el cuerpo y te lo renueva. Cuando el cuerpo se encuentra sin alimento por 16 horas, entra en un proceso de autofagia o autofagocitosis, donde el mismo cuerpo empieza a comerse todas las células viejas y dañadas, y las reutiliza para crear nuevas células, renovándose a sí mismo.

El ayuno intermitente no es adecuado para todas las personas. Te sugerimos que te eduques en el tema leyendo el libro Metabolismo Ultra Poderoso de Frank Suárez o haciendo tu propia investigación al respecto. Recuerda siempre consultar a tu médico al hacer cambios en tu dieta o estilo de vida.

[196] *Episodio #1832 de MetabolismoTV - Ordénale a tu cuerpo que se renueve él mismo*

Considera Dejar de Fumar

Para ayudar a tu metabolismo y evitar introducir más tóxicos al cuerpo que pudieran contribuir a envejecer a la piel, se te invita a dejar de fumar. El aminoácido L-glutamina y la vitamina-B3 (niacina) son recomendables durante el periodo de retirada.

---

[197] *Episodio #1163 de MetabolismoTV - Rompiendo el vicio al cigarrillo*

Las Meriendas No Hacen Falta

Hacer muchas pequeñas comidas o meriendas no hará que tu cuerpo empiece, realmente, a quemar la grasa. Aún las meriendas bajas en calorías aumentan la producción de insulina -la hormona que engorda-. La hormona contraria a la insulina se llama glucagón -hormona que adelgaza-. Solamente aumentando el tiempo entre comidas aumentan los niveles de glucagón. Por eso se te recomienda sólo hacer tres comidas completas al día, utilizando la Dieta 3x1.

---

[198] *Libro: El Poder del Metabolismo - Capítulo: Las Meriendas • Episodio #513 de MetabolismoTV - ¿Las meriendas hacen falta?*

Cuidado con la Competencia entre Sustancias

Hay sustancias que compiten y desplazan el yodo a nivel celular, como el fluoruro que encontramos en la crema dental y el bromuro que le añaden al pan y a la harina de trigo que comemos. Sin el yodo, la glándula tiroides no tiene la materia prima esencial que necesita para crear las hormonas que energizan el metabolismo y nos hacen adelgazar.

---

[199] *Episodio #1387 de MetabolismoTV - Crema dental que te daña la tiroides*

Nutre tu Tiroides

La tiroides tiene unas necesidades específicas de ciertos nutrientes, vitaminas y minerales. Para poder funcionar adecuadamente la tiroides no puede tener deficiencias de ninguna de las siguientes sustancias: yodo, zinc, magnesio, cobre, manganeso, selenio y el aminoácido L-tirosina.

---

[200] *Libro: El Poder del Metabolismo - Capítulo: Problemas con el Sistema de la Glándula Tiroides • Episodio #1379 de MetabolismoTV – Lo que tu tiroides necesita*

Adiós Tinnitus

Tinnitus es una condición donde la persona siente un zumbido constante en sus oídos, que puede llegar a ser muy desesperante. Esta condición está relacionada con un exceso de hongo *candida albicans* y un sistema nervioso muy sobreexcitado.

---

[201] *Episodio #309 de MetabolismoTV - Tinnitus, zumbido en los oídos*

Toma el Mate de Forma Correcta

El mate es una hierba que se pone en agua caliente y se le hace un extracto que sirve de estimulante al sistema nervioso. El mate se ha utilizado con éxito para combatir el cáncer en la boca. También es una sustancia con una gran cantidad de antioxidantes y minerales naturales con buenas cantidades de vitamina-A, vitamina-E, vitamina-B1, vitamina-B2, hierro, calcio y fósforo. No hay problema con el mate, sólo debes estar pendiente de no tomarlo en exceso y sobreexcitar tu sistema nervioso. La forma de saberlo es observando tu calidad de sueño.

[202] *Episodio #331 de MetabolismoTV - ¡Che, yo quiero un mate!*

Utiliza la Dieta 3x1

Un consumo abundante de carbohidratos refinados contribuye a un estado de acidez en el cuerpo que podría reducir tu metabolismo. El exceso de carbohidratos refinados se convierte en glucosa una vez que ha sido digerido. Parte del sobrante de glucosa se fermenta dentro del cuerpo y se convierte en ácido láctico. Utilizando la Dieta 3x1 pudieras ayudar a tu cuerpo a mantener el ritmo de tu metabolismo, ya que reduces drásticamente el consumo de carbohidratos refinados y evitas crear un ambiente ácido en tu cuerpo.

---

[203] *Libro: El Poder del Metabolismo - Capítulo: Los Carbohidratos son Adictivos • Episodio #73 de MetabolismoTV - Las causas para la acidez*

Dile No a las Manchas

Si tienes un sistema nervioso excitado, pudieras tener una tendencia de manchas en la piel. Las manchas en la piel podrían ser células muertas por los rayos ultravioleta. Los rayos ultravioleta del sol son un tipo de radiación que calienta y tiene la capacidad de penetrar bien profundo en el cuerpo. Las personas con sistema nervioso excitado tienden a tener el pH de sus células muy ácido. Si se expusieran mucho al sol, los rayos ultravioleta penetrarían y pondrían las células más ácidas, creando las manchas. Algunas posibles soluciones para protegerte de los rayos ultravioleta serían mantenerte bien hidratado, moderar el consumo de aceites y grasas, y tener una dieta más alta en vegetales y ensaladas.

[204] *Episodio #333 de MetabolismoTV - Las manchas en la piel*

Ayuda para la Gota

La gota es una condición inflamatoria ocasionada por el ácido úrico y es descrita como tener cristal molido dentro de la piel. El ácido úrico es un ácido antioxidante que sirve para proteger al cuerpo como parte de la digestión, pero cuando hay demasiado de él, y el cuerpo no tiene la capacidad de desintoxicarse, entonces el ácido úrico se acumula. Este ácido es producido por un exceso de purinas. Algunos alimentos que contienen purinas lo son: carnes rojas, espinacas, espárragos, anchoas, almejas, camarones, ostras, setas y hongos. Otra cosa que produce purinas es el exceso de hongo *candida albicans* en el cuerpo. Por lo tanto, reduce los alimentos altos en purinas y limpia tu cuerpo del exceso de hongo *candida albicans* para ayudar a tu cuerpo si padeces de gota.

[205] *Episodio #810 de MetabolismoTV - La gota y el ácido úrico*

Aumenta la Flexibilidad de la Piel

Los moretones o hematomas son el resultado de capilares rotos por un golpe. Existen personas a quienes se les rompen los capilares con mucha facilidad. Esto ocurre porque sus células están rígidas; los capilares necesitan tener flexibilidad. El colágeno es una sustancia que le da elasticidad a la piel. Para que el cuerpo pueda crear un colágeno flexible necesita tres cosas: vitamina-C, ácido fólico y minerales. La vitamina-C y el ácido fólico son dos vitaminas que están relacionadas con la habilidad del cuerpo de tolerar un golpe sin que se rompan los capilares. Los jugos de vegetales son geniales ya que tienen todo lo anteriormente mencionado para que se produzca un buen colágeno y la piel tenga cierta tolerancia a darse un golpe sin que se rompa.

[206] *Episodio #811 de MetabolismoTV - Los moretones ¿qué son?*

Escoge la Gelatina Correcta

*E*l 33% del cuerpo humano está compuesto de una proteína llamada colágeno. La gelatina no es otra cosa que un colágeno hidrolizado, que es de fácil digestión y pudiera ser de beneficio para la piel, reparar las uñas, fortalecer el cabello, cartílagos y ayudar a un cuerpo flexible. Este alimento tiene cero carbohidratos. Siempre busca que la gelatina no esté endulzada y cuidado con las que dicen *sugar-free*, porque se endulzan con aspartame, lo cual no recomendamos.

---

[207] *Episodio #1649 de MetabolismoTV - Los beneficios de la gelatina*

Suplementa con CoQ10

La coenzima[†] CoQ10 es una sustancia que pudiera ayuda a optimizar la energía y el metabolismo de las células del cuerpo al ayudar a que éstas utilicen mejor el oxígeno.

[†] *coenzima: es una sustancia que ayuda a una enzima (las enzimas son proteínas que causan cambios) a lograr su acción química, es decir, a hacer su trabajo de forma más eficiente.*

---

[208] *Libro: Diabetes Sin Problemas - Capítulo: Suplementos Naturales de Ayuda para la Diabetes • Episodio #737 de MetabolismoTV - Aceite de coco al rescate*

escanear

Usa Azúcar Granulada en las Heridas

El doctor Whitaker explica que la mejor forma de tratar una quemadura, laceración, úlceras de presión (por estar encamado) y las úlceras de los pies, es usando azúcar. Cuando el azúcar se concentra sobre una herida o úlcera se crea un ambiente altamente concentrado en el que una bacteria no puede sobrevivir. El azúcar tiene el efecto de extraer el agua acumulada en la lesión, permitiendo que el área se seque, lo cual reduce o detiene la actividad de las bacterias.

---

[209] *Libro: Diabetes Sin Problemas - Capítulo: Heridas y Úlceras que No Sanan*

Suplementa con GABA

GABA o ácido gamma-aminobutírico, es un neurotransmisor[†] que desempeña un papel crucial en el sistema nervioso central y pudiera ayudarte con tu calidad de sueño. Puedes conseguir suplementos de GABA en los centros naturistas y se debe consumir antes de dormir para ayudar con la relajación y la calidad de sueño.

[†] neurotransmisor: es un tipo de químico que producen las células de los nervios, el cual el cuerpo humano utiliza para excitar (causar movimiento) o inhibir (bloquear movimiento) los movimientos en los órganos, glándulas y músculos.

[210] Episodio #1656 de MetabolismoTV - Te engorda y te quita el sueño

Utiliza Mantequilla Ghee

Dentro de la mantequilla hay una clasificación que se llama ghee o mantequilla clarificada. Es una forma que tienen las personas del Medio Oriente de preparar la mantequilla, de forma que queda separada la grasa de los sólidos de los lácteos que estaban ahí. Esta mantequilla, el ghee o mantequilla clarificada aguanta mucha temperatura y no se quema con facilidad.

---

[211] *Episodio #1463 de MetabolismoTV - Proporciones de la Dieta Ketogénica*

Consume Algas

Las algas son saladitas, pero más que sal lo que contienen son muchos minerales. Sobre todo contienen yodo que pudiera ser de ayuda para tu metabolismo ya que es un mineral necesario para el funcionamiento de la glándula tiroides.

[212] *Episodio #357 de MetabolismoTV - Sal, algas y yodo*

Antes de Hacer la Limpieza del Hongo Candida Albicans

Antes de hacer la limpieza del hongo *candida albicans*, nos interesa que optimices tu estilo de vida y tus hábitos, para que no sigas cometiendo los mismos errores en tu selección de alimentos y estilo de vida que pudieran haber sido factores que permitieron que tu metabolismo se debilitara y que tu cuerpo fuera terreno fértil para un sobrecrecimiento del hongo *candida albicans*.

---

[213] *Libro: Diabetes Sin Problemas - Tema: Suplementos Naturales, de Ayuda para la Diabetes • Episodio #769 de MetabolismoTV - ¿Qué es candida exactamente? El hongo no es la causa*

Limpia las Paredes de tu Cuarto

Moja un trapeador o un paño en vinagre blanco puro y pásalo por todas las paredes de tu cuarto. El vinagre blanco es antihongos, así que pasándolo en tu cuarto pudieras ayudar a limpiar las paredes de hongos. Luego, si vas a pintar, asegúrate de pasar una pintura que diga antihongo en su etiqueta.

[214] *Episodio #1978 de MetabolismoTV - Desintoxica tu cuarto*

No Uses Envases de Plástico

La combinación del uso del microondas y el plástico pudiera causar que se desprendan tóxicos y contaminen tus alimentos. Si te ves en la necesidad de calentar algo en el microondas, trata de usar un envase de vidrio, cristal o cerámica que diga en su etiqueta que es seguro para usar en el microondas.

---

[215] *Episodio #1873 de MetabolismoTV - Nunca pongas esto en un microondas*

Consume Canela

Se recomienda utilizar hasta dos cucharaditas (5.2 g) de canela al día, aunque también la puedes conseguir en cápsulas. Si haces un batido de proteínas y le echas una cucharadita de canela, verás que es sabrosa. Después, durante el día, puedes usarla en tu café o cualquier otro alimento o bebida y terminas con dos cucharaditas al día, para promover niveles normales de glucosa en tu cuerpo.

---

[216] *Libro: Diabetes Sin Problemas - Capítulo: Cosas que el diabético y su Familiar a Cargo Deberían Saber • Episodio #922 de MetabolismoTV - La maravilla de la canela*

Añadéle Comino

El comino, que es de uso muy tradicional en muchos países, pudiera contribuir a niveles de glucosa normales. Lo puedes usar junto con tu comida y es una ayuda adicional para el logro de tus metas.

---

[217] *Episodio #1993 de MetabolismoTV - Especias y hierbas para adelgazar*

Utiliza el Extractor

Al momento de preparar tus jugos de vegetales, utiliza un extractor (*juicer*) en lugar de una licuadora. Así podrías sacar el agua del vegetal sin la fibra, lo que ayuda a la absorción de sus propiedades.

---

[218] *Episodio #221 de MetabolismoTV - Diferencia entre consumir vegetales y tomarlos en jugo*

Tómate el Pulso

El Doctor Arthur F. Coca expuso sus descubrimientos en su libro *The Pulse Tests* y él indica que tomándonos el pulso también podemos identificar si hemos ingerido algún alimento agresor.

Primero hay que tomarse el pulso por un minuto entero, ya sea en la muñeca o en el cuello. No sirve tomarlo con las maquinitas de medir pulso, porque esas maquinitas lo que hacen es que miden quince segundos, lo multiplican por cuatro y sacan un número. No es lo mismo medir un minuto entero para detectar las alteraciones que pueda tener, porque puede tener variaciones.

No hagas esta prueba después de haber hecho ejercicio. Debes sentarte, tomar una respiración profunda, esperar a que se tranquilice el cuerpo y ahí tomas un minuto de pulso y anotas cuántas fueron las palpitaciones. Entonces te echas un poco del alimento que quieres probar en la boca y lo sientes por 30 segundos. No lo tragues. Debes dejarlo en la boca por 30 segundos y botarlo para que no se quede dentro de tu sistema. Entonces vuelves a medirte el pulso otro minuto. Si el pulso sube cuatro latidos o más por minuto, este es un alimento agresor para ti.

---

[219] *Episodio #899 de MetabolismoTV - La prueba del pulso para detectar alimentos agresores*

Usa un Deshumidificador

Este es un equipo especial que se usa para sacar el exceso de humedad que pueda haber en un cuarto. Tener un cuarto demasiado húmedo en la casa pudiera crear un entorno benéfico para algunos parásitos y hongos.

---

[220] *Episodio #1978 de MetabolismoTV - Desintoxica tu cuarto*

Combina con Pimienta Negra

La pimienta negra pudiera ayudarte a disminuir la formación de nueva grasa. También cuando se combina con ciertos ingredientes, ayuda a la absorción de los nutrientes. Algunos suplementos vienen combinados con pimienta negra por esta razón.

---

[221] *Episodio #1993 de MetabolismoTV - Especias y hierbas para adelgazar*

Conoce tus Enemigos

Conocer los factores que pudieran ser más sobresalientes dentro de los obstáculos al metabolismo es de beneficio para lograr tu meta. Éstos son: el sobrecrecimiento del hongo *candida albicans*, la dieta incorrecta para tu tipo de sistema nervioso y las deficiencias de la glándula tiroides.

---

[222] *Libro: El Poder del Metabolismo - Capítulo: La Búsqueda de lo que Produce Buenos Resultados • Episodio #134 de MetabolismoTV - Conociendo al enemigo*

No te Duermas

Reducir la cantidad de carbohidratos refinados podría promover tu salud y estado de ánimo. Un consumo alto de carbohidratos refinados puede causarte sueño y cansancio.

---

[223] *Libro: El Poder del Metabolismo - Capítulo: Los Carbohidratos son Adictivos • Episodio #139 de MetabolismoTV - Alimentos, comportamiento y emociones*

Añade Mostaza

Esta especia pudiera ayudar a aumentar el ritmo metabólico. Se recomienda una cantidad tan pequeña como tres cuartos de cucharadita (1.7 g) por día de la semilla de mostaza.

---

[224] *Episodio #1993 de MetabolismoTV - Especias y hierbas para adelgazar*

Saca los Ácidos de un Refresco

El Dr. Batmanghelidj, autor del libro *Your body´s many cries for water*, calculaba que una persona tenía que tomarse 32 vasos de agua de 8 onzas (237 ml) para lograr neutralizar los efectos ácidos de un sólo refresco de cola de 12 onzas (355 ml).

---

[225] *Episodio #1402 de MetabolismoTV - La muerte por acidez y el agua*

Evita Usar el Microondas

Con el propósito de preservar los nutrientes de tus alimentos, evita calentar tus alimentos en el microondas.

---

[226] *Episodio #1645 de MetabolismoTV - Microondas destruye nutrientes*

Usa la Sartén Correcta

Trata de usar sartenes de acero inoxidable, recubiertas en cerámica, o sartenes de vidrio que soporte altas temperaturas de calor. Esto ayudará a tratar de evitar que ingieras teflón o químicos que pudieran ser tóxicos.

---

[227] *Episodio #1609 e MetabolismoTV - La comida no se pega, pero corres peligro*

Conoce tu Supermercado

Trata de comprar la comida que está en la parte más lejana al centro del supermercado. Generalmente es la comida que está en las neveras y es la comida que necesita refrigeración porque no tiene tantos preservantes y pudiera ser comida viva. Evita comer comida en cajitas ya que ha sido procesada y sus nutrientes podrían no estar tan disponibles para ser aprovechados.

---

[228] *Episodio #1025 de MetabolismoTV - ¿Cómo sobrevivir en un supermercado?*

Evita la Cerveza

La cerveza se hace con maltosa (un tipo de azúcar) y fermentación para hacer el alcohol. Esto contribuye a que te crezca la barriga.

---

[229] *Súper ayuda #80 MetabolismoTV - Entérate, la cerveza no engorda*

Conviértete en Mini Frank

Si quieres acelerar tu proceso de adelgazar, debes saber que mientras más conocimiento tengas sobre el funcionamiento de tu metabolismo, mejores resultados tendrás. Definitivamente el conocimiento es poder. Para recibir herramientas, conocimiento y ayuda directamente de Frank Suárez, inscríbete en UNIMETAB y haz las lecciones gratis del curso *Causas del Metabolismo Lento* para que experimentes la calidad de educación que dejó Frank como parte de su legado.

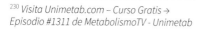

[230] Visita Unimetab.com – Curso Gratis →
Episodio #1311 de MetabolismoTV - Unimetab

Cuidado con la Gran Mentira

Fija tu meta en <u>adelgazar</u> y no en bajar de peso. El peso de tu cuerpo está compuesto de huesos, músculos, agua, grasa, etc. Cuando estás buscando adelgazar, no quieres perder hueso, músculos o tu hidratación, sino la grasa. Esto se refleja en la talla de ropa y no necesariamente en el peso que marca la báscula regular.

---

[231] *Episodio #1795 de MetabolismoTV - Cuidado con la gran mentira*

Benefíciate de los Antioxidantes

El ácido alfa lipoico es un antioxidante que pudiera ser beneficioso para tu hígado y riñones. Tiene la característica de que funciona tanto en la parte grasa, como líquida (agua) de la célula.

---

[232] *Episodio #1959 de MetabolismoTV - Reparando daños al hígado*

¡Échale Cayena!

Utiliza en tu comida o jugos de vegetales, pimienta de cayena, a la que también le llaman pimentón o cayena. La pimienta cayena tiene una sustancia que se llama capsaicina, que pudiera ayudar a aumentar el calor del cuerpo o la actividad termogénica y aumentar la actividad quema grasa.

---

†*actividad termogénica o termogénesis es el proceso por el cual el cuerpo genera calor o energía al causar reacciones metabólicas por encima de lo normal. Esta actividad termogénica se puede activar mediante el ejercicio físico, la exposición al frío o la alimentación.*

---

[233] *Episodio #1993 de MetabolismoTV - Especias y hierbas para adelgazar*

Dieta de Alimentos Amigos

Esta dieta se lleva a cabo únicamente con Alimentos Tipo-A (alimentos que adelgazan), sin consumir Alimentos Tipo-E (alimentos que engordan). Ésta es la forma más rápida de adelgazar después de haber completado el proceso para ayudar al cuerpo a romper con los antojos.

---

[234] *Pregúntale a Frank #14 de MetabolismoTV - ¡Emergencia, necesito bajar de peso rápido!*

No Pases Hambre

Si pasas hambre pensando que así lograrás adelgazar, lo que podría pasar es que la hormona cortisol romperá los músculos y los convertirá en aminoácidos para darle de comer al cuerpo. Eso ocasiona piel colgante al perder los tensores de los músculos. Utiliza la Dieta 3x1 en tus tres comidas del día y evita pasar hambre.

---

[235] *Episodio #2024 de MetabolismoTV - Adelgazar sin piel colgante*

Suplementa con NAC

El suplemento NAC, que quiere decir N-acetil-cisteína, apoya al hígado en la creación del glutatión, que es un poderoso antioxidante y uno de los más importantes del cuerpo. El glutatión ayuda al hígado a desintoxicar los pesticidas, los colorantes y otros tóxicos, además de que le ayuda a reparar daños que pueda tener.

Suplementa con NAC y súplele la materia prima que necesita tu hígado para construir el glutatión y apoyar sus procesos y regeneración.

---

[236] *Episodio #1959 de MetabolismoTV - Reparando daños al hígado*

Escoge la Hora Correcta para Ejercitarte

Hay formas de saber cuál es la mejor hora para hacer tus ejercicios. Antes de hacer ejercicio, mídete la glucosa con un glucómetro y vuelve a medírtela al terminar de hacer el ejercicio. Si tu glucosa sale más arriba de lo que estaba antes de que hicieras ejercicio, intenta cambiar el horario en el que lo haces.

---

[237] *Episodio #1790 de MetabolismoTV - La hora que haces ejercicios es importante*

Verifica si tu Corazón Tolera Estrés

Usa un equipo, como un reloj inteligente, que tome y mida la variabilidad de tu corazón (las pulsaciones del corazón). Si las pulsaciones suben, el ejercicio es saludable. Si tus pulsaciones bajan, el ejercicio está estresando el corazón. Los latidos de un corazón saludable no siempre están a la misma distancia. Si está saludable, puede agitarse y volver a relajarse rápido. Cuando no se tiene una buena condición física, puede agitarse y tardar días en regresar a sus pulsaciones normales.

---

[238] *Episodio #1790 de MetabolismoTV - La hora que haces ejercicios es importante*

Haz Ejercicio en Ayunas

Hacer ejercicio en ayuno te conviene más para tu proceso de adelgazar. La combinación del ayuno y el ejercicio en intervalos pudiera ser aún más beneficioso para lograr tu meta.

---

[239] *Episodio #1990 de MetabolismoTV - Comer antes o después del ejercicio*

Aumenta tu Masa Muscular

Si deseas incrementar tu masa muscular, suplementa con proteína justo antes, y no más de 30 minutos después, de hacer pesas. En especial, pudiera ser beneficioso la proteína de *whey* para que el cuerpo pueda utilizar estos aminoácidos disponibles para generar músculos.

---

[240] *Episodio #1990 de MetabolismoTV - Comer antes o después del ejercicio*

No los Elimines por Completo

Hace falta tener cierto tipo de alimento, que se queme rápido, así como al momento de prender un fuego, se le echa papel u hojas secas para ayudar a avivar el fuego. Esto ayuda a prender los troncos de madera más grandes, que tardan más, pero una vez que prenden no apagan.

Considera los Alimentos Tipo-E (alimentos que engordan) como si fueran las hojas secas que prenden rápido, pero se apagan rápido. Por otro lado, los Alimentos Tipo-A (alimentos que adelgazan), serían como los troncos de madera de una fogata, que una vez prendidos, mantienen el fuego. Ningún alimento es malo de por sí. Puedes usar los Tipo-E, siempre y cuando los uses en la proporción de ¼ parte de tu plato. De esta forma comes de todo y logras tu meta.

---

[241] *Episodio #768 de MetabolismoTV - ¿Y por qué no elimino todos los carbohidratos?*

Evita la Leche de Vaca

Para ayudar a tu proceso de adelgazar debes evitar la leche. La leche es alta en carbohidratos por la lactosa que contiene. Esto es muy diferente con relación al queso y al yogur donde la lactosa se ha consumido durante el proceso de fermentación.

No cometas el error de comenzar a comprar leche deslactosada pensando que no tiene lactosa. A esta leche lo que le echan es un químico que evita que las personas alérgicas a la lactosa tengan reacciones al consumirla, sin embargo, sigue conteniendo lactosa y es igual de mala.

---

[242] *Episodio #1764 de MetabolismoTV - Un veneno llamado leche*

Observa la Forma de tu Cuerpo

Si el sobrepeso está en la parte alta de tu cuerpo (cuerpo con forma de manzana, hasta la cintura) es por niveles muy altos de glucosa, y hacer la Dieta 3x1, reduciendo los carbohidratos, puede ser de mucha ayuda. Si el sobrepeso está en la parte de abajo del cuerpo, por el área de las caderas (cuerpo en forma de pera), la ayuda sería utilizar crema de progesterona, en el caso de las mujeres, y suplementar con zinc para los hombres.

---

[243] *Episodio #2014 de MetabolismoTV - La forma de su cuerpo lo dice todo*

Escoge la Vitamina-C Correcta

Para los que tienen un sistema nervioso predominantemente excitado, el ácido ascórbico, que es una vitamina-C más ácida, sería de ayuda. Para los pasivos se recomienda el ascorbato de calcio, que es una vitamina-C más alcalina por el calcio.

---

[244] *Episodio #1200 de MetabolismoTV - Vitamina-C, ¿me ayuda o me perjudica?*

Come Hummus

El hummus pudiera ayudarte con tu metabolismo. Los garbanzos son granos que son almidones resistentes a la digestión, es decir que no aumentan mucho la glucosa y pudieran alimentar a las bacterias buenas del intestino grueso. Los garbanzos siguen siendo un Alimento Tipo-E, así que consúmelos dentro de la proporción sugerida de la Dieta 3x1.

---

[245] *Episodio #1465 de MetabolismoTV - Hummus mejora el metabolismo*

Prueba la Leche de Cabra

Sobre la leche de cabra y su recomendación, desde el punto de vista del metabolismo, la leche de cabra pudiera ser más fácil de digerir, ya que tiene partículas de grasa más pequeñas que la leche de vaca. También tiene menos lactosa y un tipo de caseína diferente. Aun así, la leche de cabra sigue siendo un Alimento Tipo-E, así que debes consumirla dentro de la proporción sugerida de la Dieta 3x1.

---

[246] *Episodio #1956 de MetabolismoTV - Alternativa de leche de cabra*

Calcula tu Índice Aterogénico

El índice aterogénico es el número que nos deja saber la cantidad de grasa acumulada en las paredes de las arterias. Tener un número bajo de este índice apoya la buena salud y funcionamiento de nuestro corazón, venas y arterias.

Puedes calcular tu índice aterogénico, tomando los datos de laboratorio de tu cantidad de triglicéridos y los divides por la cantidad del colesterol bueno. El colesterol bueno es el que se llama en inglés HDL, *high density lipoprotein*, que en español sería lipoproteína de alta densidad. El resultado de la división es el índice aterogénico. Un número bueno del índice aterogénico es 2.5 o menos.

---

[247] *Episodio #1212 de MetabolismoTV - ¿Cómo evitar un ataque al corazón?*

No los Congeles

Cuando hagas tu jugo de vegetales, asegúrate de tomarlos al momento para aprovechar al máximo sus propiedades.

---

[248] *Episodio #221 de MetabolismoTV - Diferencia entre consumir vegetales y tomarlos en jugos*

Prueba la Calidad de tus Probióticos

Para que los probióticos te puedan beneficiar deben estar vivos.

Para hacer la prueba utiliza un plato y echa un poco de leche entera de vaca. Abre la cápsula del probiótico y deposita todo su contenido sobre la leche, en una esquina del plato. Déjalo reposar toda la noche fuera de la nevera (sino el frío evitará el crecimiento de las bacterias), pero procura dejarlo en un lugar fresco, ya que el exceso de luz o de calor también podrían matar al probiótico. Si las bacterias están vivas de verdad, en la mañana encontrarás unos micro pedacitos o gránulos de queso.

---

[249] *Episodio #1651 de MetabolismoTV - Beneficios de la flora intestinal*

Protege tu Piel

El 33% del cuerpo está compuesto de una proteína llamada colágeno y es la que permite la elasticidad de la piel. A través del tiempo se va perdiendo colágeno y se pueden presentar problemas de la piel como la resequedad. Así que, para apoyar la elasticidad de la piel, sería de ayuda el suplementar con colágeno.

---

[250] *Episodio #1793 de MetabolismoTV - El secreto para no envejecer*

Detén la Caída del Cabello

Puedes crear tu propio champú casero con harina de café. Por cada tres cucharadas de champú, mezcla dos cucharaditas de harina de café. Déjalo actuar en tu cabello por dos o tres minutos con una toalla caliente encima para ayudar a la circulación.

---

[251] *Episodio #1919 de MetabolismoTV - Café para la caída del pelo*

No lo Pierdas de Vista

Tomar suficiente agua, suplementar con minerales y ayudar a la digestión, contribuyen en la reconstrucción de las células de los ojos, que se renuevan cada dos días.

---

[252] *Episodio #1433 de MetabolismoTV - Cómo recuperar la vista*

Evita el Cigarrillo Electrónico

El cigarrillo electrónico, a diferencia del cigarrillo normal, emana vapor en lugar de humo. Aun así, tiene o se le añade un líquido portador de nicotina. Partiendo de que la nicotina es una sustancia adictiva y peligrosa para tus pulmones y el metabolismo, se recomienda evitarlo. Una recomendación pudiera ser implementar el procedimiento para romper con los antojos por carbohidratos, comiendo carnes, quesos y huevos, según tu tipo de sistema nervioso, por dos días, solamente acompañado de una buena hidratación. El uso del aminoácido L-glutamina y vitamina-B3 (niacina) te ayudará tranquilizar tu sistema nervioso y servirte de apoyo en el proceso.

---

[253] *Episodio #1942 de MetabolismoTV - El peligro que no sabías sobre el cigarrillo electrónico*

Reinicia tu Reloj Interno

Toma el sol temprano en la mañana y mira lo más cerca posible al sol (sin mirarlo directamente) por dos o tres minutos solamente. Esto pudiera ser beneficioso para reiniciar el reloj circadiano (reloj interno del cuerpo) y contribuir a mejorar tu calidad de sueño.

---

[254] *Súper ayuda #144 de MetabolismoTV - Truco para transformar tu calidad de sueño*

Escoge la Sal Correcta

Existen distintos tipos de sal, pero las más recomendadas son la sal de Himalaya -que es una sal rosada-, la sal céltica, la sal de mar y luego queda la sal común, la sal yodada. De todas, las favoritas serían la sal de Himalaya y una llamada Redmond, por su alto contenido en yodo.

---

[255] *Episodio #1852 de MetabolismoTV - Energía instantánea para su ejercicio*

Conoce los Vegetales Sombra

Los vegetales sombra o solanáceas comestibles son una variedad de vegetales que crecen siempre en la sombra. Estos vegetales producen una sustancia natural para protegerse de insectos depredadores nocturnos, que pudiera agravar o desencadenar una condición de artritis. Algunos ejemplos de solanáceas serían el tomate, la papa, la berenjena, la batata y los pepinillos. Si padeces de esta condición o tienes sospechas de estar desarrollándola, pon a prueba estos alimentos y verifica si alguno de ellos son una intolerancia o alimento agresor para ti.

---

[256] *Episodio #812 de MetabolismoTV - Vegetales que empeoran tu artritis*

Mantén el Flujo de Energía

El cuerpo humano, para poder funcionar, necesita tener la corriente eléctrica necesaria. Esta corriente viaja por doce conductos, o meridianos, que pasan por todo tu cuerpo, llevando la corriente a todas partes. Una cicatriz, perforación o tatuaje pudiera detener la energía que fluye por tu cuerpo, como un cortocircuito eléctrico, que pudiera resultar en problemas en la salud. Evítalos lo más posible.

---

[257] *Episodio #1503 de MetabolismoTV - Evita un corto circuito en tu cuerpo*

Crea un Balance

La acupuntura pudiera ser de ayuda para tu metabolismo ya que se basa en la filosofía de los opuestos, como por ejemplo los dos lados del sistema nervioso, pasivo y excitado. Tanto la acupuntura como la tecnología del metabolismo buscan lograr el balance.

---

[258] *Episodio #1251 de MetabolismoTV - Acupuntura y metabolismo*

Lava la Ropa Antes

Asegúrate de lavar la ropa nueva antes de usarla por primera vez. La ropa nueva podría tener una sustancia que se usa para que se vea mejor (sin arrugas, suave, lisa y lustrosa) y estos líquidos pueden ser corrosivos o irritantes.

---

[259] *Episodio #1508 de MetabolismoTV - Ropa nueva peligrosa*

Sospecha del Perfume

La gran mayoría de los perfumes contienen químicos que podrían afectar el metabolismo de algunas personas. Si estás teniendo dificultades en tu proceso de restauración del metabolismo, sospecha de los perfumes y quítalos por dos semanas. Si comienzas a adelgazar más rápido, ya sabes que esto era lo que te estaba causando intolerancia. Si este es tu caso, prueba usando aceites esenciales.

---

[260] *Episodio #1248 de MetabolismoTV - Perfumes que huelen bien, pero te hacen mal*

Detecta tus Alergias

Si deseas investigar y conocer sobre tus alergias, se usa una prueba que se llama la prueba ELISA, donde te sacan sangre y se envía a un laboratorio para mezclarla con distintos alimentos y ver a cuáles reacciona. Hay otra prueba que se llama la prueba ALCAT que mide la inflamación que ciertos alimentos o sustancias causan en la sangre.

---

[261] *Episodio #937 de MetabolismoTV - Venciendo una enfermedad catastrófica*

Presiona y Relájate

La acupresión es una técnica de la medicina tradicional china que consiste en hacer presión en determinados puntos del cuerpo, que pudieran apoyar a una serie de beneficios. Lo que se ha detectado es que hay distintos puntos del cuerpo que son puntos de energía, que, basado en la teoría china, están relacionados con la relajación, y presionarlos pudiera apoyar la salud de tu metabolismo.

---

[262] *Episodio #1912 de MetabolismoTV - Tres ayudas tranquilizantes de la acupresión*

Disfruta de una Taza de Té

Algunos tés para apoyar tu calidad de sueño serían el té de camomila o manzanilla, el té de menta y el té de pasiflora. Apoyar tu calidad de sueño te ayuda a adelgazar y mejorar tu metabolismo.

---

[263] *Episodio #1032 de MetabolismoTV - Protege tu sueño profundo*

Selecciona Correctamente tu Leche

Al momento de mirar la etiqueta de la leche, busca una leche sin azúcar cuyos gramos de carbohidratos estén entre 2 a 4 gramos por porción (vaso de 8 onzas o 250 ml). La leche de almendras y la leche de coco son muy recomendables, versátiles, bajas en carbohidratos y de buen sabor.

---

[264] *Episodio #1820 de MetabolismoTV - Los mejores tipos de leche*

Toma el Súper Batido Quema Grasa

Ingredientes:
- 2 *scoops* (medidas) de batida de proteína *whey* de vainilla
- 8 onzas (250 ml) de agua
- 1 cucharada (15 g) de mantequilla de almendras o 6 almendras enteras
- 1 taza (30 g) de espinacas, kale, o brócoli fresco
- 1 cucharada (15 ml) de aceite de coco
- 1 cucharada (15 ml) de aceite de lino
- 1 cucharada (7 g) de lecitina granulada
- ½ cucharada (7.5 ml) de extracto de vainilla
- ½ cucharadita (1.3 g) de canela en polvo
- 1 pizca de sal
- 1 cucharadita (12 g) de endulzante natural, bajo en carbohidratos

Añade los ingredientes en una licuadora con hielo hasta quedar bien mezclados. ¡Disfruta!

---

[265] *Libro: Recetas El Poder del Metabolismo - Receta: Súper Batida Quema Grasa • Recetas 'Come y Adelgaza' de MetabolismoTV - Receta: Súper batida quema grasa*

Produce la Hormona de la Juventud

El ayuno intermitente fuerza al cuerpo a que produzca más de la hormona de crecimiento humano (HGH), conocida como la hormona de la juventud, ayudando a que la persona se vea más joven. Recuerda preparar tu cuerpo antes de los ayunos intermitentes con suficiente potasio y magnesio, limpia el cuerpo de hongos e hidrátate bien.

---

[266] *Episodio #1832 de MetabolismoTV - Ordénale a tu cuerpo que se renueve él mismo*

Haz Esto Antes de Hacer Ejercicio

El ejercicio físico definitivamente es una decisión correcta, pero las personas que padecen de un metabolismo lento no tienen suficiente energía para hacer ejercicio. Para hacer ejercicio hace falta restaurar y mejorar la eficiencia de tu metabolismo, que crea la energía de tu cuerpo.

---

[267] *Libro: Diabetes Sin Problemas - Capítulo: El Ejercicio No es Opcional • Episodio #1329 de MetabolismoTV – El ejercicio ¿me ayuda o me perjudica?*

Conoce las Frutas que Adelgazan

Las fresas y las manzanas verdes son relativamente bajas en su contenido de fructosa y pueden considerarse como Alimentos Tipo-A (alimentos que adelgazan y amigos del control de la diabetes).

---

[268] *Libro: Diabetes Sin Problemas - Capítulo: Las Frutas y Los Diabéticos • Episodio #320 de MetabolismoTV – Hello, Frank. ¿Las frutas son A o E?*

Aprende a Leer las Etiquetas

Identifica el tamaño de la porción a la que se refiere la información en la tabla nutricional y busca la cantidad de gramos de carbohidratos que contiene. A ese número le restas los gramos de fibra y azúcares de alcohol -ya que el cuerpo no los puede convertir en glucosa- y el resultado será la cantidad de carbohidratos netos del alimento. La mejor forma de entender los gramos de carbohidratos que estás consumiendo es viéndolo en términos de sobrecitos de azúcar. Cada sobre de azúcar, de forma estándar, trae 2.8 gramos de azúcar, por lo tanto, cuando comes un alimento que contiene 31 gramos de carbohidratos, estás consumiendo 11 sobrecitos de azúcar.

---

[269] *Episodio #650 de MetabolismoTV - Alimentos "saludables", meriendas de frutas*

Controla el Hambre

La leptina es una hormona producida por la grasa, que quita el hambre. Una dieta alta en carbohidratos refinados debilita el intestino delgado de una persona y produce una proteína llamada SOCS-3 que bloquea la leptina creando una resistencia a ella en la persona. La solución a este problema es llevar una dieta de Alimentos Amigos (Dieta AA) por cuatro días para que tus células se sensibilicen ante la leptina y puedas controlar el hambre.

---

[270] *Episodio #1440 de MetabolismoTV - No puedo controlar el hambre*

Monitorea tus Niveles de Glucosa

Cuando la glucosa de la sangre sobrepasa los 130 mg/dL dos horas después de haber comido, habrá destrucción celular y se creará grasa abdominal.

---

[271] *Curso de UNIMETAB - Detectando Los Alimentos Agresores • Episodio #1910 de MetabolismoTV - ¿Cuál es el nivel normal de glucosa?*

Cuidado con el Maíz

Si el maíz es tu alimento agresor, debes saber que éste se encuentra en muchos alimentos de los que consumimos. Existen muchos productos derivados del maíz que están mezclados con otros productos que consumimos a diario como el jarabe de maíz de alta fructosa o sólidos de maíz, que se utiliza en algunas cremas sustitutos de leche que se usan en el café.

---

[272] *Libro: Metabolismo Ultra Poderoso - Capítulo: Alimentos Agresores • Episodio #1421 de MetabolismoTV - Derivados del maíz; enemigo oculto*

Descubre tus Alimentos Libres

Estos son alimentos de los cuales tienes la certeza total de que no son alimentos agresores para ti. Para descubrirlos, mide tu glucosa con un glucómetro y verifica que tu glucosa no suba más de 130 mg/dL después de dos horas de haberlos comido.

---

[273] *Curso de UNIMETAB - Detectando Los Alimentos Agresores • Episodio #1552 de MetabolismoTV - Los alimentos agresores son obvios*

Lleva un Registro de tu Glucosa

lleva un registro diario de tu glucosa en ayunas, o sea, antes de desayunar o tomar cualquier cosa. Esta medida es un reflejo de lo que ha pasado el día anterior y de tu calidad de sueño. Si no padeces de diabetes, tu glucosa en ayunas debe ser de 85 mg/dL o menos.

---

[274] *Curso de UNIMETAB - Detectando Los Alimentos Agresores • Episodio #1209 de MetabolismoTV - ¿Por qué usar un glucómetro si no tengo diabetes?*

Hidrátate y Controla el Hambre

Los carbohidratos son una mezcla de moléculas de carbón con agua. Es por eso por lo que los alimentos que más nos atraen siempre son los carbohidratos porque son los que más contienen agua en comparación con las proteínas y las grasas. Así que cuando el cuerpo está bajito de agua, si no se la brindas, el cuerpo te pedirá carbohidratos: papitas, tortillas, galletas, dulces, refrescos, chocolates, etc.

---

[275] *Episodio #1981 de MetabolismoTV - Las tres causas del hambre incontrolable*

Consume Carne Alimentada con Pasto

La calidad está en lo que el animal coma. A la hora de escoger carnes debes saber que la carne alimentada con pasto, en comparación con la carne alimentada con granos, contiene más nutrientes, minerales, vitamina-A y tienen mejor proporción de omega-6 y omega-3, lo que hace la carne menos inflamatoria. También están libres de antibióticos, soya y transgénicos.

---

[276] *Episodio #1982 de MetabolismoTV - ¿Qué alimenta tu alimento?*

Sube el Colesterol

El colesterol es un material de construcción y fuente de hormonas como el estrógeno, la testosterona, el cortisol y la adrenalina. Existen dos tipos de colesterol: el colesterol malo (LDL) y el colesterol bueno (HDL). El que nos conviene subir es el bueno. Un bajo nivel de colesterol HDL es un alto riesgo de pérdida de memoria y Alzhéimer. El nivel óptimo empieza en 40 mg/dL. Entre más alto lo tengas, más protección tienes.

---

[277] *Episodio #1980 de MetabolismoTV - Te conviene subir el colesterol*

No es la Tiroides, es el Hígado

Para que la tiroides pueda cumplir su función de levantar el metabolismo y la temperatura del cuerpo, debe tener la capacidad de convertir la hormona de almacenamiento T4, en la hormona activa T3. La hormona T3 es la que permite la entrada de oxígeno en las células y aumenta la energía del cuerpo. El 80% de esta conversión (T4 a T3) ocurre en el hígado. Si el hígado está graso, la conversión va a fallar, por lo tanto, se podría crear una condición llamada hipotiroidismo o hipotiroidismo subclínico. Aplica la Dieta 3x1, hidrata tu cuerpo y haz la limpieza del hígado recomendada en los tips de este libro.

---

[278] *Episodio #1733 de MetabolismoTV - El problema es el hígado, no la tiroides*

Controla los Antojos con Limón

En lugar de consumir refrescos o jugos, prepárate un vaso de agua fría y añádele el zumo de un limón; puedes añadirle un endulzante natural, bajo en carbohidratos, si gustas. El limón o lima es alto en potasio y magnesio, minerales que nutren las células y combaten los antojos por el azúcar.

---

[279] *Súper Ayuda #273 de MetabolismoTV - Elimina los antojos por los dulces con algo agrio*

Alivia el Dolor en las Piernas

La glucosa, cuando está en exceso, se fermenta y se convierte en ácido láctico. Este ácido es 22% más pesado que la sangre, por ende, si no controlas tus niveles de glucosa, ese exceso de ácido láctico -por gravedad- va a parar a los pies. Esto crea una acumulación de ácido que destruye el oxígeno y produce dolor. Pon tus pies en un balde de agua caliente para promover la circulación o levántalos por algunos minutos. Sin embargo, el mejor alivio será que lleves un estilo de vida que regule tus niveles de glucosa.

Si padeces de diabetes, recuerda siempre consultar con tu médico o podiatra antes de sumergir tus pies en agua caliente.

[280] *Episodio #1754 de MetabolismoTV - Dolor o ardor en los pies*

Consume Alimentos Ricos en Azufre

El cuerpo utiliza el mineral azufre para crear una sustancia llamada glutatión, que se produce en el hígado y ayuda a desintoxicar el cuerpo. Algunos alimentos ricos en azufre son los huevos, el aguacate, los arándanos, el brócoli, las coles de Bruselas, el ajo, el coco, el queso, la cebolla, los espárragos, el pescado, la zanahoria y el repollo.

---

[281] *Episodio # 1323 de MetabolismoTV - Causas de la mala circulación*

Carga tu Cuerpo y Evita los Coágulos

Cuando la persona va entrando en edad, las células se debilitan y van perdiendo lo que se conoce como potencial zeta. Ésta es una fuerza que hace que las células se repelan y no se aglomeren creando un coágulo. Cuando haces conexión a tierra, cargas tu cuerpo de electrones, que luego penetran en las células, creando suficiente energía para romper y evitar los coágulos.

---

[282] *Episodio #1390 de MetabolismoTV - ¿Por qué se forman los coágulos en la sangre?*

Reduce el Dolor por la Fibromialgia

Esta es una condición de mucho dolor muscular, en ocasiones incapacitante. Existe una relación entre la fibromialgia y el hipotiroidismo, incluso comparten muchos de sus síntomas como la caída del cabello, problemas de sueño, estreñimiento, cansancio continuo, extremidades frías y depresión.

Comienza a trabajar con la función de tu tiroides hidratando el cuerpo, comiendo según tu tipo de sistema nervioso, reduciendo los carbohidratos como en la Dieta 3x1, limpiando del hongo *candida albicans*, y usando vitaminas y minerales potentes para ayudar a aminorar los efectos de esta condición.

[283] *Episodio #838 de MetabolismoTV - Qué es la fibromialgia y su relación a la tiroides*

Combate el Asma

Si sufres de asma y tienes un sistema nervioso excitado se te recomienda buscar todas las formas de apoyar la relajación de tu sistema nervioso como hacer conexión a tierra y tomar jugos de vegetales. Pero si sufres de asma y eres de sistema nervioso pasivo, se recomienda usar alimentos con purinas como carnes rojas, anchoas, espárragos, crustáceos, espinacas, hígado o sardinas.

[284] *Episodio #1741 de MetabolismoTV - Entendiendo el asma*

Conoce Cuánto Oxígeno Tienes

El oxígeno es el elemento que permite la combustión de la grasa y lo que más impulsa el metabolismo. Para saber cuánto oxígeno tiene tu cuerpo utiliza un medidor de pH, como el papel litmus, que son unas tiritas de papel que reaccionan a la sustancia a la que se exponga. Existen dos formas de medir el pH: la saliva y la orina en ayunas. Entre las dos medidas, la más exacta es la de la orina. Se estima que la orina en ayunas debe estar entre 6.5 y 7.5 de pH. El pH ideal en la orina, que significa un buen estado de salud, es 7.2.

---

[285] *Episodio #1837 de MetabolismoTV - Lo que no sabías del pH de tu cuerpo*

Ayuda para la Epilepsia

Se ha demostrado que una alimentación baja en carbohidratos y alta en grasas saludables como el aceite de coco y aguacate, puede ayudar a las personas con epilepsia. También se ha visto que la epilepsia está relacionada con un tipo de alergia o intolerancia a ciertos alimentos, por lo que la otra recomendación es encontrar los alimentos agresores.

---

[286] *Episodio #1293 de MetabolismoTV - Recomendaciones para la epilepsia*

Cuídate de lo Integral

Consumir un alimento integral, definitivamente, es mejor que comer uno regular, blanco o pulido. La razón para esto es porque un alimento integral es un alimento completo, con su fibra y nutrientes. Ahora, los cereales -integrales o no- siguen siendo Alimentos Tipo-E. Al momento de servirlos en tu plato, estos alimentos no deben ocupar más de ¼ parte.

---

[287] *Episodio #323 de MetabolismoTV - ¿Integral o regular?*

Atajo para conocer tu Tipo de Sistema Nervioso

Un atajo que pudiera ayudarte a identificar tu tipo de sistema nervioso predominante es viendo el efecto del café en tu cuerpo. Cuando una persona con sistema nervioso excitado toma café pudiera sentir un súper efecto de despertar, un gran sentido de alegría y creatividad. Por otro lado, cuando una persona con un sistema nervioso pasivo bebe café, pudiera pasar que, si se toma uno de más, hasta se ponga tembloroso o no le caiga bien.

---

[288] *Episodio # 318 de MetabolismoTV - La prueba mágica del café*

Procura Ir al Baño Todos los Días

El tiempo de tránsito del intestino puede variar, pero por lo menos debes ir al baño una vez al día, bien hecho. El tiempo va a depender del tipo de alimentación. Si comes más ensaladas y vegetales -como se le recomienda a los de sistema nervioso excitado- vas a ingerir más fibra, por lo que el tiempo puede acortarse e ir al baño cada 10 o 12 horas. Si, por otro lado, tienes una dieta más carnívora -como se le recomienda a los de sistema nervioso pasivo- puede subir hasta 16 horas. El problema viene cuando el tiempo se extiende a 18, 20 o 24 horas con alimentos descomponiéndose en el intestino y creando tóxicos peligrosos a la salud.

---

[289] *Episodio # 591 de MetabolismoTV - Evacuar, ¿cuántas veces al día?*

Modera la Ingesta de Maní

Si una persona quiere adelgazar o tiene problemas con su tiroides, no es recomendable consumir grandes cantidades de maní, ya que el maní tiene una sustancia llamada goitrógeno. Los goitrógenos son sustancias que interfieren con las hormonas de la glándula tiroides y reducen el metabolismo. Además, dependiendo del método de cosecha y almacenamiento, el maní tiende a tener un hongo llamado aflatoxina -uno de los venenos principales que existen en la naturaleza-. Si el maní está salado y está fresco, no tiende a tener esta aflatoxina. Si está en su cáscara, verifica que no tenga partes oscuras, ya que eso es una señal de que contiene el hongo.

---

[290] *Episodio #295 de MetabolismoTV - Cacahuate o maní, ¡qué ricos son!*

Atún, ¿en Agua o Aceite?

Para poder escoger de forma correcta, deberás saber cuál es tu tipo de sistema nervioso. Quienes tienen un tipo de sistema nervioso pasivo, les convienen más los alimentos grasos, por ende, pueden consumir su atún en aceite. Por el contrario, a las personas con un tipo de sistema nervioso excitado, se les recomienda una dieta baja en grasa, por lo que deberán consumir su atún en agua.

[291] *Episodio #286 de MetabolismoTV - El atún ¿en agua o aceite?*

Come el Pescado Correcto

Un truco para saber el pescado recomendado para ti es mirar el color. El color rojizo en algunos pescados significa que contiene mucha grasa; entre más rojizos, más grasa tienen. Algunos ejemplos serían el salmón, el atún y las sardinas y son los pescados recomendados para las personas con un sistema nervioso pasivo. Por otro lado, los pescados como el pargo rojo, el dorado, el bacalao o el rodaballo son pescados de color blanco porque son bajos en grasa y son los recomendados para las personas con un sistema nervioso excitado.

[292] *Episodio #286 de MetabolismoTV - El atún ¿en agua o aceite?*

Un Gustito de Avellanas y Chocolate

Haz tu propia crema de avellanas y chocolate, y disfruta sin remordimientos. Necesitarás:

- 2 tazas (240 g) de avellanas sin cáscara
- ½ taza (100 g) de endulzante natural, bajo en carbohidratos
- 3 cucharadas (15 g) de cacao sin azúcar
- 1 a 2 cucharadas (15 a 30 ml) de aceite de coco
- 1 pizca de sal

Coloca las avellanas en una bandeja para hornear y tuéstalas a 350°F (176°C) durante 5 a 8 minutos o hasta que logren tener un leve color tostado. Déjalas enfriar. Coloca las avellanas tostadas en un procesador de alimentos y tritúralas hasta crear una consistencia cremosa. Añade el endulzante, la pizca de sal y el cacao sin azúcar, hasta combinar completamente. Por último, poco a poco, añade el aceite de coco y vuelve a combinar en el procesador de alimentos hasta que no queden grumos. Coloca la mezcla en un frasco con tapa y ponlo en el refrigerador hasta que enfríe.

---

[293] *Libro: Recetas El Poder del Metabolismo – Receta Crema de Avellanas y Chocolate • Receta de MetabolismoTV con Doña Irma – Receta: Galletas de crema de avellanas y chocolate*

escanear

Tómalas Diariamente

Para extraer la energía que contienen los alimentos y convertirla en energía utilizable para el metabolismo, el cuerpo humano utiliza más de 500 enzimas distintas. Las enzimas dependen de las vitaminas y los minerales para poder ejercer su acción. Toma tus vitaminas potentes todos los días y apoya todos los procesos de tu cuerpo.

---

[294] *Libro: El Poder del Metabolismo - Capítulo: ¿Vitaminas o Vitapobres? • Episodio #27 de MetabolismoTV - ¿Qué vitaminas debo tomar? ¡Vitaminas potentes!*

Evita un Brote de Herpes

El herpes es un virus que se encuentra comúnmente en el cuerpo humano. Se estima que alrededor del 85% de la población tiene el virus del herpes en su cuerpo, aunque no todos lo manifiesten. Como todos los virus, el herpes es oportunista y se manifiesta mayormente cuando el sistema inmune se encuentra suprimido. Para evitar un brote de herpes, debemos mantener nuestro sistema inmune funcionando óptimamente.

Evitar situaciones de estrés, apoyar el sistema nervioso con la alimentación correcta y cualquier acción de apoyo para el sistema inmune, ayudará al cuerpo a mantener los virus oportunistas como el herpes, bajo control.

[295] *Episodio #595 de MetabolismoTV - ¿Qué activa el herpes?*

Modera las Carnes Rojas

Las carnes rojas tienen la desventaja de que tienen un compuesto natural producido por el cuerpo llamado ácido araquidónico, pero que al tenerse en exceso tiende a causar inflamación. No es que se deban eliminar totalmente las carnes rojas de la dieta, pero si deseas subir el metabolismo al máximo posible deberás reducir la proporción de las carnes rojas y preferir las carnes blancas. Hacerlo te hará adelgazar muchísimo más rápido.

---

[296] *Libro: El Poder del Metabolismo - Capítulo: Los alimentos: Fuentes de Energía para el Metabolismo • Episodio #1145 de MetabolismoTV - ¿Buena o mala la carne roja?*

Cena Liviano

Comer fuertísimo por la noche y acostarse a dormir es una forma segura de producir sobrepeso u obesidad.

En las horas de la noche el cuerpo se prepara para llevar a cabo procesos de reparación y descanso, por eso en la noche lo normal es querer dormir. Si cenamos fuertísimo le estamos inyectando al cuerpo mucha energía a través de la comida, pero al acostarnos a dormir no se usa esa energía y el cuerpo se ve forzado a almacenarla en forma de grasa.

---

[297] *Libro: El Poder del Metabolismo - Capítulo: Desayuno Deficiente • Episodio #715 de MetabolismoTV - El reloj del cuerpo*

Querer es Poder

Toma en consideración que en el camino hacia tu meta habrás de confrontar momentos de dificultad. Sólo tu perseverancia te hará triunfar. Realmente, querer es poder. Toma una decisión firme y final de que lo vas a lograr.

---

[298] *Libro: El Poder del Metabolismo - Capítulo: La mente lo controla todo • Episodio #416 de MetabolismoTV – La mente lo controla todo*

Cuidado con la Avena

La avena, al igual que todos los otros granos, está compuesta de almidones, por lo cual te subirá la glucosa demasiado si no la consumes en la proporción correcta. Come la avena dentro de la proporción de la Dieta 3x1, reduciéndola a sólo ¼ parte del plato, combinándola con ¾ partes de alimentos altos en proteínas y grasas, como huevos revueltos, jamón y queso.

---

[299] *Libro: Diabetes Sin Problemas - Capítulo: La Avena Para el Desayuno • Episodio #259 de MetabolismoTV - La avena y la grasa abdominal*

Tres Comidas son Suficientes

Hacer tres buenas comidas al día, altas en proteínas y bajas en carbohidratos refinados, como en la Dieta 3x1, y manteniendo una buena hidratación, elimina el hambre fuera de horas y te ayudará a adelgazar.

---

[300] *Libro: El Poder del Metabolismo - Capítulo: Las Meriendas • Episodio #1270 de MetabolismoTV - No hacen falta las meriendas*

Adelántate al Estrés

Pasar un mal rato o recibir una mala noticia sube los niveles de glucosa debido al exceso de las hormonas del estrés, el cortisol y la adrenalina, aunque no hayas comido nada en muchas horas. Suplementar con vitamina-B5 y el aminoácido L-tirosina podría ayudarte a controlar los niveles de cortisol que tu cuerpo produce cuando experimenta situaciones de estrés.

---

[301] *Libro: Diabetes Sin Problemas - Capítulo: Resumen de Recomendaciones • Episodio #212 de MetabolismoTV – El estrés y el cortisol*

No te Dejes Engañar

Aunque los postres o galletitas digan ser orgánicas o libres de azúcar (*sugar-free*), fueron fabricados con harina de trigo, un carbohidrato refinado, que te sube el azúcar en la sangre y engorda.

---

[302] *Libro: Diabetes Sin Problemas - Capítulo: Resumen de Recomendaciones • Episodio #653 de MetabolismoTV – Alimentos "saludables" y especiales para diabéticos*

Evita las Peores Frutas

Las frutas secas tienen una cantidad extrema de azúcar fructosa porque al deshidratarlas su azúcar fructosa se les concentra, por lo cual notarás que las frutas secas siempre son bien dulces.

---

[303] *Libro: Diabetes Sin Problemas - Capítulo: Los Jugos de Frutas • Episodio #650 de MetabolismoTV - Alimentos "saludables", meriendas de frutas*

Disfruta de un Postre Amigo

Las fresas tienden a ser frutas muy bajas en fructosa. Prepara un pequeño postre a base de fresas, con un poco de crema batida sin azúcar, y hasta un poquito de canela que puedes disfrutar sin causarle una crisis al cuerpo. También en tu Dieta 3x1, podrías, por ejemplo, consumir pollo a la parrilla con ensalada y un pedazo de papa, y terminar con un pequeño postre a base de fresas con crema batida. Una combinación así mantiene los niveles de glucosa bajo control y te ayuda a adelgazar.

---

[304] *Libro: Diabetes Sin Problemas - Capítulo: Los Jugos de Frutas • Recetas 'Come y Adelgaza' de MetabolismoTV – Fresas rellenas de cheesecake*

Ayuda para la Caspa

La caspa son básicamente pequeñas escamas de piel muerta en la cabeza que el cuerpo no ha podido eliminar con facilidad. Se ha observado que la caspa puede ser provocada por diversos factores incluyendo frío o calor extremo, estrés, fatiga, mala calidad de sueño, ciertas condiciones de salud, por consumir alimentos agresores o tener deficiencias graves de vitaminas. Sin embargo, hay una solución rápida y natural para manejar la caspa.

Necesitarás dos cucharadas de zumo limón o lima puro y un vaso grande de agua mezclado con una cucharadita de zumo de limón adicional. Primero te darás un masaje en el cuero cabelludo con las dos cucharadas del zumo de limón puro. Entonces, te enjuagas el cabello con la mezcla del vaso de agua. El ácido del limón ayuda a reestablecer el pH del cuero cabelludo, matar hongos y ayudar así con la caspa.

escanear

---

[305] *Episodio #1619 de MetabolismoTV - ¿Por qué tengo caspa?*

Deja que tu Piel Toque la Luz

Cuando la luz toca tu piel, corre a través de ella. La piel está hecha de proteínas, que a su vez están hechas de aminoácidos. Los aminoácidos son como cristales por donde viaja la luz. Por eso es por lo que cualquier parte de tu cuerpo que tome sol, lleva luz a todas las otras partes del cuerpo.

---

[306] *Episodio #1839 de MetabolismoTV - El mejor antidepresivo natural que existe*

Sal Afuera y Observa

Quita la atención en las situaciones del pasado y llévala a las cosas que están ocurriendo en el presente. Sal a dar una vuelta, caminando o en el carro, y mira la vida ser.

---

[307] *Súper Ayuda #74 de MetabolismoTV - Dos soluciones para la depresión*

Hazte un Laboratorio en Ayunas

Una de las formas para saber si tienes resistencia a la insulina es realizando un laboratorio de insulina en ayunas. Los niveles saludables son de 3 a 5 u/dL. Si tus niveles están más altos, al cuerpo se le hará difícil, casi imposible, dejar salir la grasa. Una herramienta para revertir la resistencia a la insulina es implementar el ayuno intermitente.

---

[308] *Episodio #1459 de MetabolismoTV - Ayuno intermitente en hombres distinto a mujeres*

Ayuno Intermitente en Mujeres

El cuerpo de la mujer es mucho más complejo que el de un hombre. Una mujer que tiene problemas con su menstruación tiende a tener desbalances hormonales y probablemente el ayuno intermitente no le funcione. Lo correcto sería controlar los antojos por carbohidratos, hacer la Dieta 3x1, mejorar su hidratación, utilizar vitaminas potentes, limpiar el cuerpo de hongos, estabilizar la tiroides y mejorar el sueño, para luego comenzar con los ayunos intermitentes. Entonces sí, el ayuno intermitente podría tener los resultados esperados en su proceso de adelgazar.

---

[309] *Episodio #1459 de MetabolismoTV - Ayuno intermitente en hombres distinto a mujeres*

Toma los Jugos Según tu Sistema Nervioso

Los jugos de vegetales pueden ser muy buen alimento tanto para los excitados como para los pasivos, pero en realidad los pasivos no deben utilizarlos en grandes cantidades ya que podrían debilitar su cuerpo. Un sistema nervioso pasivo se pondrá más pasivo aún con los jugos de vegetales, creando un efecto de falta de estimulación nerviosa necesaria en el cuerpo, que es justo lo opuesto que se busca lograr con una persona de sistema nervioso pasivo.

Si tienes un sistema nervioso pasivo, tómate los jugos de vegetales de vez en cuando, por aquello de los buenos nutrientes que contiene.

---

[310] *Libro: Diabetes Sin Problemas - Capítulo: Personalizando la Dieta 3x1 • Episodio #828 de MetabolismoTV - Los jugos de vegetales salvan vidas*

El Ritmo de tu Corazón

La taquicardia es una condición donde el pulso va demasiado rápido. Se calcula que es taquicardia cuando en momentos se tiene un pulso de más de 100 latidos por minuto. El magnesio tiene potentes efectos beneficiosos sobre el sistema cardiovascular, particularmente, sobre la arritmia. Cuida también tu alimentación; las carnes rojas y la alimentación alta en grasas estimula el sistema nervioso ocasionando que el corazón se acelere.

---

[311] *Episodio # 1975 de MetabolismoTV - Corazón fuera de ritmo*

Elimina los Parásitos

Una de las formas principales de eliminar los parásitos del cuerpo es utilizando aceite de orégano, ya que es parasiticida. Lo otro que se usa es el aceite de coco, que contiene un 49% de ácido láurico que también es parasiticida. Para detener una infección de parásitos deberás comenzar con una dosis baja e ir aumentando de forma gradual. Los parásitos se reproducen muy rápido y ponen huevos dentro del cuerpo que se reproducen en cantidades. Al comenzar con dosis bajas (como gotas) evitas una toxemia[†] o reacciones incómodas, como la diarrea o vómitos.

[†]*toxemia: enfermedad causada cuando se propagan toxinas en grandes cantidades en el torrente sanguíneo. También se le conoce como envenenamiento de la sangre.*

[312] *Episodio #353 de MetabolismoTV - Los parásitos y el metabolismo*

No Ronques Como un León

Estudios han revelado que la apnea del sueño obstructiva tiene mucho que ver con la deshidratación y el sobrepeso. El 88% de las personas podrían mejorar su apnea del sueño, si logran perder unas 33 libras o 15 kg.

---

[313] *Episodio #1976 de MetabolismoTV - El ronquido te avisa que hay un problema*

Alivio para el Pie de Atleta

Crea una solución de 2 tazas (473 ml) de agua y añade ½ taza (120 ml) de vinagre de manzana. Sumerge los dedos por 15 minutos, dos veces al día. También puedes hacer una mezcla con 5 gotas (.25 ml) de aceite de coco y 1 cucharadita (5 ml) de un aceite esencial con propiedades antifungales, como el aceite de orégano o aceite de lavanda, y aplícalo en tus uñas. Debes saber que la causa de los hongos en los pies es un exceso de glucosa, por lo que una solución verdadera será reducir tus niveles de glucosa con una Dieta 3x1 y eliminando los alimentos agresores.

[314] Episodio #2007 de MetabolismoTV - Fin al pie de atleta

Evita las Pesadillas

Se ha descubierto una relación entre las pesadillas y la deficiencia de las vitaminas del complejo B, en específico la vitamina-B1. Suplementa con 50 miligramos de cada una de las vitaminas del complejo B y combínalo con mil miligramos de la vitamina-B1.

[315] *Episodio #1499 de MetabolismoTV - Fin de las pesadillas*

Supera el Alcoholismo

Si quieres superar el alcoholismo, utiliza 500 miligramos de vitamina-B1 (tiamina), de 3 a 4 veces al día; puedes tomarla sin comida. Combínala con una cápsula de B-50 (que contiene el complejo B) de 50 mg. Lo otro que debes hacer es suplementar con suficiente potasio y magnesio, idealmente uno bien absorbible, como el citrato de magnesio o el cloruro de magnesio.

---

[316] *Episodio #1541 de MetabolismoTV - Rompiendo el alcoholismo*

Acondiciona tu Cabello

Para poner en práctica este truco de belleza, peina el cabello para desenredarlo bien. Humedécelo y divídelo en secciones. Aplica el aceite de coco a partir de la mitad de largo del cabello hasta llegar a las puntas. Luego échalo sobre las raíces del cabello. Cubre tu cabello con una toalla húmeda y caliente. Si tienes una gorra de baño grande, te la puedes poner sobre la toalla. Deja reposar por 30 minutos y luego lava bien el cabello.

[317] *Video de MetabolismoTV - Aceite de coco al rescate*

La Risa Que Da Vida

Estudios han demostrado que reírse produce de un 10% a 20% más de gasto de energía, por lo que ayuda a quemar grasa. También se demostró que aumenta de un 10% a 20% el ritmo cardíaco. Así que, entre más te ríes, más aumenta tu oxigenación y más quemas grasas.

---

[318] *Episodio #1070 de MetabolismoTV - La risa te adelgaza*

Cambio de Vida Sin Problemas

Si antes de llegar a la menopausia tu metabolismo está en orden no vas a tener tantas manifestaciones como las que se suelen tener (calentones, mal humor). Las acciones que ponen tu metabolismo en orden son la hidratación, la Dieta 3x1 y comer los alimentos según tu tipo de sistema nervioso. Estas acciones promueven un balance hormonal saludable que te ayudará a pasar a través de la premenopausia o perimenopausia de una forma más llevadera.

---

[319] *Súper Ayuda #204 de MetabolismoTV - Tres básicos para una menopausia sin problemas*

Adelgaza en las Vacaciones

Podrías pensar que irte de vacaciones en crucero te hará engordar, pero no tiene ser así. Es importante reconocer que el estrés engorda, pero en el crucero no pasarás estrés. Lo otro que debes saber es que la hidratación es importante; evita comprar paquetes de refrescos o alcohol, y si lo vas a hacer, hazlo con mucha moderación. Haz la Dieta 3x1 para que puedas comer de todo sin negarte nada. Por último, y la recomendación más importante, haz el proceso de romper con los antojos por los carbohidratos antes de zarpar. De esa forma podrás hacer la Dieta 3x1 sin problemas y podrás disfrutar de tu crucero sin tener que pensar que vas a romper la dieta.

---

[320] *Episodio #1779 de MetabolismoTV - Vacaciones de crucero sin engordar*

Suplementa con Ginseng

Consume té, polvo o cápsulas de ginseng. Se sabe, desde hace miles de años, que este adaptógeno pudiera ayudar en aumentar los niveles de energía y a adelgazar.

---

[321] *Episodio #1993 de MetabolismoTV - Especias y hierbas para adelgazar*

Mejora el Sueño con Tres Ayudas

Tres cosas que te mejorarán dramáticamente la calidad de sueño son el uso de magnesio, de vitamina-B1 (tiamina) y de vitamina-D3.

---

[322] *Episodio #1556 de MetabolismoTV - Tres ayudas efectivas para dormir bien*

Aplica la regla del 90/10

La vida es para disfrutar. La regla del 90/10 es la regla de hacer las cosas bien por lo menos el 90% de las veces y dejar un 10% de las veces para cuando quieras hacer lo que te venga en gana. En la vida no queremos estrés, queremos resultados positivos.

---

[323] *Libro: El Poder del Metabolismo - Capítulo: Resumen Final • Episodio #149 de MetabolismoTV - ¿Cómo hacer trampa de forma inteligente?*

Utiliza Limón para la Acidez

Una de las formas naturales que existen para controlar la acidez estomacal es usar jugo de limón. El limón o la lima es rico en potasio y magnesio, minerales alcalinos que juegan un papel importante en neutralizar los ácidos del estómago.

[324] *Episodio #1266 de MetabolismoTV - Agrio saludable*

Escoge la Mejor Proteína

El pescado es una de las proteínas más saludables que existen. Es la más fácil de digerir y absorber. Ahora, debes saber que el pescado de agua dulce como la trucha o tilapia no tiene los mismos nutrientes que los pescados de agua salada como el bacalao, mero, salmón, atún o pargo rojo; definitivamente son mejores.

---

[325] *MetaCortos #8 de MetabolismoTV - Escoge el pescado correcto*

Combate el Acné

El acné en la cara es un reflejo de lo que está pasando en el intestino. Dentro del intestino vive la flora intestinal, que contiene bacterias buenas que protegen el intestino de virus, hongos o bacterias malignas. Cuando la flora de la persona ha sido afectada por el uso de antibióticos o por un alto consumo de carbohidratos refinados, la persona comienza a presentar problemas, uno de ellos el acné. Empieza por mejorar tu nutrición, hidratar tu cuerpo, suplementar con bacterias buenas, comer de acuerdo con tu tipo de sistema nervioso y así ayudar a balancear la flora interna del cuerpo, eliminar los tóxicos y mejorar el problema de acné.

---

[326] *Episodio #541 de MetabolismoTV - Acné fuera de época, acné fuera de edad*

Cuida Tus Mascotas

Los perros son descendientes de los lobos y los gatos son descendientes de los tigres. Así que por herencia son carnívoros, o sea, que no son comedores de carbohidratos. Esto no quiere decir que no puedas mezclar en su comida algunos vegetales, pero su comida debe basarse en proteínas (carnes, aves, pescado).

---

[327] *Episodio #1581 de MetabolismoTV - Una lección dolorosa sobre las mascotas*

Cuida Tu Tiroides

Esta glándula es muy delicada y se le puede hacer daño con mucha facilidad. El consumo de sustancias enemigas como la soya y otros alimentos con altas cantidades de goitrógenos como el maní, la yuca y el repollo pueden hacerle daño.

---

[328] *Libro: Metabolismo Ultra Poderoso - Capítulo: El Centro de Control del Metabolismo • Episodio #639 de MetabolismoTV - Los goitrógenos dañando la tiroides*

Balance para las Hormonas Femeninas

Usa una crema de progesterona natural. La progesterona natural no sólo mantiene un balance del estrógeno en el cuerpo también tiene las siguientes cualidades:

- Ayuda a dormir más profundo y a tener un sueño reparador.
- Ayuda a recuperar el hueso perdido por la osteoporosis.
- Ayuda a reducir la grasa del abdomen y las caderas.
- Sube la libido (interés en el sexo) de la mujer.
- Tiene un efecto antienvejecimiento en el cuerpo.
- Tiene un efecto calmante.

---

[329] *Libro: Metabolismo Ultra Poderoso - Capítulo: El Balance Hormonal • Episodio #1378 de MetabolismoTV - La progesterona al rescate*

Comienza en el Gradiente Adecuado

La clave es empezar a hacer ejercicios suaves en un gradiente adecuado como caminar, nadar, ir al gimnasio, hacer ejercicios a base de rutinas de baile, levantar pesas u otro que no sea estresante para un cuerpo que está acostumbrado a una vida sedentaria.

---

[330] *Libro: Metabolismo Ultra Poderoso - Capítulo: El Movimiento es Vida • Episodio #548 de MetabolismoTV - El ejercicio correcto*

Bebidas que No Rompen un Ayuno

Tomar agua pura (sin sabor), café negro, té sin endulzar hecho sólo con agua, o jugos de vegetales extraídos al momento, (no embotellados y sólo de vegetales, no con frutas), son líquidos bajos en carbohidratos que no rompen el ayuno.

Evita añadir cualquier leche o aceite de coco al café o al té y evita ingerir cualquier otra bebida, ya que si lo haces definitivamente romperás con el ayuno.

---

[331] *Libro: Metabolismo Ultra Poderoso - Capítulo: El Ayuno Intermitente para Desatorar el Metabolismo • Episodio #1579 de MetabolismoTV - Ayuno intermitente exitoso*

Prepara tu Hígado para el Ayuno

Debes preparar el cuerpo para el ayuno con dosis abundantes de potasio y magnesio. Éstos son los dos minerales esenciales que permiten que tu cuerpo pueda almacenar suficiente glucosa en el hígado, haciendo que el hígado sirva como un tanque de reserva y así el cuerpo continue funcionando sin estrés durante las horas de ayuno.

---

[332] *Libro: Metabolismo Ultra Poderoso - Capítulo: El Ayuno Intermitente para Desatorar el Metabolismo • Episodio #1339 de MetabolismoTV - Aplique con éxito el ayuno intermitente*

Toma la Cantidad Correcta de Potasio

El potasio debe usarse a base del peso del cuerpo. La fórmula que usamos es de dos cápsulas de potasio de 99 miligramos cada una, por cada 25 libras (11 kg) de peso. Si por ejemplo pesas 170 libras (77kg) te toca ingerir 14 cápsulas de potasio al día, divididas entre las tres comidas.

---

[333] *Libro: Metabolismo Ultra Poderoso - Capítulo: El Ayuno Intermitente para Desatorar el Metabolismo • Pregúntale a Frank #4 de MetabolismoTV - Descubre cuándo, cuánto y cómo tomar magnesio y potasio*

El Dúo Dinámico

Debes saber que, sin el magnesio, el potasio no puede funcionar. El magnesio y el potasio son un dúo inseparable.

---

[334] *Libro: Metabolismo Ultra Poderoso - Capítulo: El Ayuno Intermitente para Desatorar el Metabolismo • Episodio de MetabolismoTV - Magnesio y potasio al rescate*

Reactiva tus Receptores de Insulina

Se ha descubierto que cuando pasas doce horas o más sin comer, tu cuerpo empieza a limpiarse y a repararse internamente. Cuando el cuerpo siente que se han reducido los niveles de insulina, una de las reparaciones internas que hace en las células es la de reactivar los receptores de insulina, lo que te ayudará a adelgazar.

---

[335] *Libro: Metabolismo Ultra Poderoso - Capítulo: El Ayuno Intermitente para Desatorar el Metabolismo • Episodio #1909 de MetabolismoTV - Ayuno intermitente contra el hígado graso*

Renueva tu Cuerpo

La única forma de recuperar la salud total del cuerpo es logrando que las nuevas células que nazcan tengan disponible los elementos necesarios (vitaminas, minerales, grasas, proteínas y carbohidratos) para ser células saludables. Empieza hoy a darle buenos alimentos y nutrientes a tu cuerpo para que se pueda restaurar en un estado óptimo de energía abundante y vibrante.

---

[336] *Libro: Metabolismo Ultra Poderoso - Capítulo: El Ayuno Intermitente para Desatorar el Metabolismo • Episodio #2047 de MetabolismoTV - Restaura y renueva tu cuerpo*

Toma Aceite de Coco

Los triglicéridos de cadena media del aceite de coco son grasas saturadas que aceleran el metabolismo, ayudan a adelgazar, le quitan el hambre a una persona y estabilizan los niveles de glucosa en la sangre. El uso regular del aceite de coco reduce la obesidad abdominal, los triglicéridos y la resistencia a la insulina, que se caracteriza por una barriga protuberante.

---

[337] *Libro: Metabolismo Ultra Poderoso - Capítulo: Suplementos Naturales de Ayuda para el Metabolismo • Episodio #360 de MetabolismoTV - Aceite de coco y diabetes*

Asegúrate de Digerir Bien

Para restaurar el metabolismo hace falta asegurarse de que los alimentos se digieren y se asimilan correctamente. Puede ser un desperdicio de tiempo y dinero el tratar de escoger alimentos de buena calidad si tu cuerpo tiene problemas digestivos que no permiten que se aprovechen. Para tener un buen metabolismo se necesita también tener una buena digestión.

---

[338] *Libro: Metabolismo Ultra Poderoso - Capítulo: Suplementos Naturales de Ayuda para el Metabolismo • Episodio #1856 de MetabolismoTV - Cuatro pasos para mejorar la digestión*

Aumenta el Ácido para Reducir la Acidez

Muchas de las personas que consumen medicamentos antiácidos padecen de acidez debido a que su cuerpo no produce suficiente ácido hidroclórico. Por lo tanto, lo que comen se les descompone dentro del estómago o intestino y todo lo que se descompone, se pudre y se vuelve ácido. Algunas recomendaciones son llevar la Dieta 3x1, hidratar bien tu cuerpo y ayudarte con enzimas digestivas potentes. El cuerpo tiene una gran capacidad de recuperación cuando se le trata bien.

---

[339] *Libro: Metabolismo Ultra Poderoso - Capítulo: Suplementos Naturales de Ayuda para el Metabolismo • Episodio de MetabolismoTV - Acidez estomacal o gastritis*

escanear

No le Tengas Miedo al Potasio

La condición anormal que llamamos hiperpotasemia[†], que no hay duda de que es peligrosa, nada tiene que ver con la suplementación de potasio en dosis que no sobrepasan la recomendación de consumo diario que hace el Comité de Nutrición y Alimentos del Instituto de Medicina. La recomendación es de 4700 mg de potasio al día.

[†]*hiperpotasemia: en inglés hyperkalemia, es cuando hay niveles excesivos de potasio en la sangre, en un nivel mayor de 5.0 mEq/L.*

---

[340] *Libro: Diabetes Sin Problemas - Capítulo: El Magnesio y el Potasio son Vitales • Episodio #2036 de MetabolismoTV - ¿Consumir mucho potasio me hace daño?*

Crea tu Propia Crema Batida

Ingredientes:
- 3 cucharadas (36 g) de endulzante natural, bajo en carbohidratos de tu preferencia
- extracto de vainilla al gusto
- 1 taza (240 ml) de crema de leche (*heavy cream*)

Enfría el tazón de la batidora que usarás para preparar la receta y la crema de leche unos 10 a 15 minutos en el refrigerador. Una vez fríos, y justo antes de comenzar, retira el tazón del refrigerador. Vierte la crema de leche fría en el tazón y añade el endulzante. Comienza a batir en velocidad baja durante unos 30 segundos o hasta que se me mezcle bien y añade la vainilla al gusto. Vuelve a mezclar con la batidora hasta que la crema quede a punto de pico. Almacena en un recipiente hermético cerrado por hasta 10 horas. Cuando estés listo para usarla, vuelva a mezclarla durante 10 a 15 segundos.

---

[341] *Libro: Recetas El Poder del Metabolismo - Receta: Crema Batida Casera • Recetas 'Come y Adelgaza' de MetabolismoTV – Receta de crepas de proteína de whey*

Usa los Aceites Esenciales Correctamente

Los aceites de alta potencia no deben utilizarse totalmente puros en la piel porque pueden causar irritación. No se recomienda ingerir estos aceites ya que la ingestión puede ser peligrosa. Una alternativa sería encontrar un aceite esencial diluido en aceite de coco que ayuda a penetrar rápidamente en la piel y a transportar la mezcla de aceites esenciales hacia el interior del cuerpo en total seguridad.

---

[342] *Libro: Metabolismo Ultra Poderoso - Capítulo: Suplementos Naturales de Ayuda para el Metabolismo • Episodio #1574 de MetabolismoTV - El milagro de los aceites esenciales*

Remedio Natural para el ADHD

Estudios han demostrado que el azafrán podría tener los mismos efectos tranquilizantes que los medicamentos para el déficit de atención.

---

[343] *Episodio #1700 de MetabolismoTV - Azafrán contra el déficit de atención ADHD*

Adáptate en Tres Días

Acostumbrarte a tomar agua en las cantidades necesarias puede costarte algo de trabajo o esfuerzo, sobre todo si eres de las personas que no están acostumbradas a beber agua a menudo. La buena noticia es que, al tercer día de forzarte la dosis necesaria, verás que tu cuerpo se adapta y empieza a pedírtela.

---

[344] *Libro: Diabetes Sin Problemas - Capítulo: Mucha Azúcar y Poca Agua • Episodio #1809 de MetabolismoTV - No tolero tomar tanta agua*

Reduce la Resequedad en los Ojos

Una persona con ojos resecos podría experimentar ardor, picor o una sensación de ojos arenosos o cansados. Una de las posibles razones es que su sistema nervioso esté muy excitado. Por eso haz todo lo posible por tranquilizarlo como respirar profundo, hacer conexión a tierra, llevar una dieta de acuerdo con tu tipo de sistema nervioso y tomar jugos de vegetales.

[345] *Episodio #1410 de MetabolismoTV - Causa de ojos resecos*

Busca un Aliado

Para lograr una meta podría ser necesario la asistencia personalizada de una persona que conozca a fondo el tema y pueda ofrecerte un apoyo continuo. En el tema del metabolismo existen Consultores en Metabolismo Certificados quienes están adiestrados en la tecnología de restauración del metabolismo, que podrían apoyarte en tu proceso de adelgazar si sientes que se te hace difícil por ti mismo.

---

[346] *Libro: Diabetes Sin Problemas - Capítulo: Un Matrimonio, Diabetes y Sobrepeso • Episodio #1080 de MetabolismoTV – Conoce la consulta ideal*

Protégete de la Frecuencia Azul

Las computadoras, las pantallas, los celulares, las tabletas, emiten frecuencias. Una de las principales frecuencias que emiten son la luz azul. Cuando estás trabajando con tu celular o tu computadora todo el tiempo, mirándolos de cerca, estás estimulando el sistema nervioso, que a su vez está afectando todas las hormonas y sistemas del cuerpo. Esta es una posible causa de los dolores de espalda, mala calidad de sueño, sueño interrumpido y dificultad para adelgazar. Ya muchos de estos aparatos tienen una función de cambiar y controlar esta luz azul, poniéndola más amarillenta. Otra posible recomendación es utilizar unas gafas, como espejuelos, que te protegen de esta luz azul.

---

[347] *Episodio #1037 de MetabolismoTV - Los aparatos electrónicos y el metabolismo*

No Se Te Ocurra Competir

El cuerpo de una mujer siempre pasa más trabajo que el de un hombre al momento de adelgazar. Esto es así porque el cuerpo del hombre tiene 40% más músculos y éstos ayudan a quemar la grasa con más facilidad. El cuerpo de la mujer está diseñado para acumular más grasa y garantizar la generación futura. Además de que el cuerpo de la mujer produce la hormona femenina estrógeno, que también tiende a acumular grasa. Toma estos factores en cuenta al momento de comenzar o continuar tu proceso de adelgazar y no compitas con el sexo opuesto.

---

[348] *Episodio #764 de MetabolismoTV - La progesterona y el conflicto con la tiroides*

Come Lento

Date el tiempo necesario de masticar conscientemente entre bocado y bocado. Dale la oportunidad al cuerpo de que reaccione ante la acción de comer para que llegue el mensaje al cerebro y te logres satisfacer con la cantidad justa.

[349] *Episodio #1652 de MetabolismoTV - Pare de comer de más*

Mastica y Recuerda

Estudios han revelado que masticar chicle tiene un efecto positivo en relación con mantener la atención, mayor productividad, menos problemas cognitivos, mejora de la memoria y en la reducción del estrés. Evita los chicles endulzados con jarabe de maíz de alta fructosa o aspartame. El mejor endulzante que puedes buscar en un chicle es el xilitol, que además de que da una sensación de frescura, no alimenta las bacterias ni te daña los dientes.

---

[350] *Súper Ayuda #227 de MetabolismoTV - El chicle y sus efectos en el cuerpo*

Toma Agua a la Temperatura Correcta

El agua fría tiene un efecto sobre la musculatura y el sistema nervioso de obligar los capilares a contraerse, lo que quiere decir que desde el punto de vista de la absorción es preferible el agua al tiempo (temperatura ambiente). Pero si te gusta fría, tómatela. Lo que importa del agua, como tal, es su cantidad.

[351] *Episodio #848 de MetabolismoTV - Agua, ¿fría o al tiempo?*

Mide Cuán Inteligente Eres

El tamaño de tu barriga te dice cuán inteligente eres a la hora de comer. Una barriga predominante es causada principalmente por un exceso de Alimentos Tipo-E (alimentos que engordan). Mídete la barriga con una cinta de medir y anota el dato. Comienza a llevar la Dieta 3x1 y al cabo de una semana, vuélvete a medir. Verás cómo irás reduciendo tu barriga a medida que escoges tus alimentos de forma inteligente.

---

[352] *Episodio #758 de MetabolismoTV - Mide cuán inteligente eres*

Haz una Diálisis Percutánea

Para las personas que estén tratando de mejorar su salud y limpiar su cuerpo, la diálisis percutánea les puede funcionar. Llena la bañera, de forma que pueda cubrir todo tu cuerpo, con agua caliente (99ºF o 38ºC aproximadamente) y añade 4.5 libras (2 kg) de sal de mar y sumérgete por 30 minutos. Haz esto por 15 días consecutivos. Con una concentración de sodio tan alta, obligarás al cuerpo -por osmosis[†]- a sacar los tóxicos y ácidos acumulados hacia afuera a través de los poros. Con el pasar de los días podrías ver que el agua termina turbia; esto es a causa de los mismos tóxicos.

Si padeces de diabetes, presión alta o cualquier enfermedad, siempre consulta a tu médico antes de hacer cualquier cambio en tu estilo de vida.

[†]*osmosis: proceso en el que cualquier líquido se mueve a través de una membrana permeable, separando dos soluciones de diferente tipo. En este caso, la piel es la membrana que permite que entre el sal de mar y que salgan los tóxicos.*

[353] *Episodio #1113 de MetabolismoTV - Progreso en la diálisis percutánea*

Trucos para la Resaca o Cruda

Al momento de ingerir alcohol, debes hacerlo con moderación. Si vas a una fiesta y no quieres tener resaca al siguiente día, lo primero que pudiera ayudarte es estar súper hidratado. Lo otro es comer algo entre la ingesta de alcohol, puede ser algunos quesos, nueces o jamones. Trata de no consumir muchos carbohidratos refinados. Recuerda que, si tu meta es restaurar tu metabolismo, la recomendación principal es no ingerir alcohol mientras estás en ese proceso.

---

[354] *Episodio #885 de MetabolismoTV - ¿Cómo evitar la resaca o la cruda?*

Adopta una Mascota

Cualquier mascota pudiera promover un mejor estado de ánimo por la interacción, ayuda y afinidad que se crea entre tú y ellos.

---

[355] *Episodio #1507 de MetabolismoTV - Tener un perro le extiende la vida*

Localiza tus Intolerancias

En muchos casos, cuando consumimos un alimento al que nuestro cuerpo es intolerante, se produce mucosidad, gases estomacales, gases intestinales, acumulación de líquidos o movimiento intestinal lento. La clave es ponerse atento y observar. Una forma adicional de saber si existe algún alimento al que nuestro cuerpo es intolerante es observar los antojos que sienten.

---

[356] *Libro: El Poder del Metabolismo - Capítulo: Las Intolerancias del Cuerpo • Episodio #144 de MetabolismoTV - Flatulencia e intolerancias*

Evita el Gluten

El nombre de la proteína gluten viene del anglosajón *glue* que quiere decir pega. Así como su nombre, la proteína gluten es como una pega que se encuentra en los granos como el trigo, la cebada, el centeno y el triticale. Cuando el gluten entra al cuerpo, una de las cosas que pudiera hacer es pegarse a las paredes del intestino donde se hace la absorción. Esto le puede causar dificultades a algunas personas. Evitar el gluten puede ayudar en tu propósito de alcanzar tu meta.

---

[357] *Episodio #1955 de MetabolismoTV - Problemas que trae el gluten*

Varía tus Alimentos

Te recomendamos variar tus alimentos de acuerdo con tu tipo de sistema nervioso y utilizando las opciones de la lista expandida de Alimentos Tipo-A y Tipo-E. Consumir los mismos alimentos por un largo tiempo podría estancar tu proceso de adelgazar.

Puedes descargar una guía con la Lista Expandida de Alimentos Tipo-A y Tipo-E aquí

escanear

---

[358] *Episodio #1217 de MetabolismoTV - Uno de los más grandes misterios del cuerpo*

Rompe con la Monotonía

Podríamos pensar que, si en algún momento de la vida, comer pollo y ensalada nos ayudó a adelgazar, deberíamos continuar haciendo lo mismo para así obtener el mismo resultado, pero no es así y hasta podría comenzar a producirse lo contrario. El cuerpo se acostumbra a todo y alimentarle siempre con lo mismo podría dejar de causar los efectos deseados. El libro *Recetas El Poder del Metabolismo* viene a resolver el problema de la monotonía, con muchas ideas de comidas variadas y bajas en carbohidratos, para ayudarte a disfrutar de una dieta surtida mientras adelgazas.

---

[359] *Episodio #1217 de MetabolismoTV - Uno de los más grandes misterios del cuerpo*

Recupera el Pulso

No siempre ejercitando más duro o por más tiempo, se crean más músculos. Tómate el pulso antes de comenzar el ejercicio, recuérdalo. Haz tu ejercicio de intensidad por un minuto -o hasta que no puedas más-, luego paras y vuélvete a tomar el pulso. Se supone que no vuelvas a realizar una repetición hasta que tu pulso no haya llegado, más o menos, a donde empezó. Si no le das la oportunidad al cuerpo a recuperarse, no lograrás crear músculos.

---

[360] *Episodio #1969 de MetabolismoTV - Muy lenta creación de músculos*

Aliméntate para Crear Músculos

La clave para crear músculos es una alimentación balanceada entre los carbohidratos, las proteínas y las grasas. Comer solamente proteínas o sólo carbohidratos o sólo grasas no contribuye a crear músculos. Así que la clave está en el balance entre estos tres tipos de alimentos, junto a ejercicios de intervalos.

---

[361] *Súper Ayuda # 10 de MetabolismoTV - ¿Cómo crear masa muscular?*

escanear

Prueba los Adaptógenos

Los adaptógenos son hierbas especiales como la *rhodiola rosea, ashwagandha* y *rhododendron caucasicum* que ayudan al cuerpo a adaptarse al estrés (interno o externo) y a tener mayor resistencia ante sus efectos negativos. Estas hierbas naturales han demostrado tener un impacto positivo en la energía física, el sistema inmune, la alerta mental, la capacidad de aprendizaje y concentración, en el desempeño sexual y en la quema de grasa. Estas sustancias no son estimulantes del sistema nervioso por lo que las hace seguras en su uso.

---

[362] *Episodio #1927 de MetabolismoTV - ¿Qué es un adaptógeno?*

Usa Yodo para tus Heridas

Antes de que se descubrieran los antibióticos, lo que se usaba era el mineral yodo. Una persona, en tiempos pasados, si recibía alguna herida, a falta de antibióticos se utilizaba una cierta cantidad de yodo, ya que este es antiviral, antibacteriano y tiene la habilidad incluso de ayudar a cicatrizar las heridas.

---

[363] *Episodio #1251 de MetabolismoTV - Acupuntura y metabolismo*

Apoya la Salud de tu Corazón

Uno de los problemas que puede sufrir el corazón viene cuando las venas y arterias se llenan de calcio y se solidifican. Por lo tanto, no expanden de forma eficiente, lo que puede ser un problema a la hora de transportar el oxígeno en la sangre. Tomar un mínimo de 500 mg de vitamina-C podría ayudar a evitar el endurecimiento en los capilares y arterias, mejorando la circulación y la oxigenación del cuerpo.

---

[364] *Episodio #904 de MetabolismoTV - La vitamina-C ¿sustituye el ejercicio?*

Escoge el Sostén Correcto

Un sostén o sujetador muy apretado corta la circulación del sistema linfático en el área de debajo de los brazos. Cuando esto pasa se obstaculiza y los tóxicos no tienen salida. Estudios han demostrado que utilizar un sostén apretado por muchas horas al día ha sido asociado con un aumento de riesgo de cáncer de seno. Si ves que tu sostén te deja una marca rojiza en la piel significa que está cortando la circulación. Consigue un sostén cómodo y mullido (blando y esponjoso) para que apoyes la salud de tus senos.

---

[365] *Episodio #1699 de MetabolismoTV - Protege los senos del sostén*

Para acceder a más de 2,000 videos del especialista Frank Suárez, visita nuestro canal en YouTube

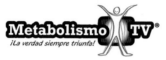

También puedes encontrar nuestros videos en las redes sociales

YouTube   Facebook   Instagram   TikTok   X

Para expandir tus conocimientos sobre el metabolismo, llevado de la mano por el especialista Frank Suárez, puedes tomar sus cursos completos en
UNIMETAB.COM

Para recibir asistencia de un Consultor en Metabolismo, contáctanos encontrando tu localidad más cercana en
NaturalSlim.com